AUFGEBEN IST KEINE OPTION

Biografie

Annette Haenelt

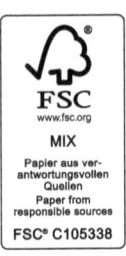

Impressum

© 2020 Annette Haenelt

Lektorat: Mareike Anscheit
Cover und Layout: Brenda Dreher

Herstellung und Verlag:
BoD – Books on Demand, Norderstedt

ISBN: 978-3-7519-5651-2

Bibliografische Information der Deutschen Nationalbibliothek:
Die Deutsche Nationalbibliothek verzeichnet diese Publikation in der
Deutschen Nationalbibliografie; detaillierte bibliografische Daten sind
im Internet über http://dnb.dnb.de abrufbar.

Inhalt

Prolog

Nachdem sie an ihrem Tumor operiert wurde, musste sie selbstverständliche Tätigkeiten wie das Essen, das Laufen oder das Sprechen wieder erlernen. In den Therapien arbeitete sie motiviert mit und erzielte gute Fortschritte. Um Kraft und Ausdauer zu steigern, trainierte sie auch zu Hause an ihren eigenen Geräten weiter.

Besonders am Anfang war es nicht immer leicht und kostete sehr viel Disziplin. Sie stieß oft an ihre Grenzen, musste Rückschläge, Unverständnis und Ablehnung hinnehmen. Bis heute leidet sie an Kopfschmerzen, Gleichgewichtsstörungen und Schwindel, sowie an Unsicherheiten beim Gehen.

Trotz ihren Handicaps schaute sie immer nach vorn und machte das Beste aus jeder Situation. Mit unglaublicher Geduld überwand sie viele Hürden, stand immer wieder auf und machte dort weiter, wo alles aussichtslos erschien. Letztendlich lernte sie, die Veränderungen anzunehmen und das Leben so zu akzeptieren, wie es ist

1.

Wie es begann

Bis zum Sommerurlaub 2009 war alles ganz normal. Ich ging zur Arbeit, machte Sport und lebte ein ganz normales Leben. Doch dann änderte sich alles! An einem schönen sommerlichen Tag in Marbella waren mein Freund und ich auf Schatzsuche, auch Geocaching genannt. Ich bemerkte, dass ich auf unebenen Wegen unsicher in meinen Gangbewegungen wurde.

Im späteren Verlauf begann die Unsicherheit auch auf geraden Straßen. Ich bat meinen Freund um Hilfe. Seine Hand gab mir Sicherheit beim Gehen. Zu den unsicheren Bewegungen bemerkte ich beim Sonnenbaden am Strand immer wieder einen Schmerz in meinem rechten Auge.

Wieder in der Heimat angekommen, bin ich im Badezimmer umgekippt. Ich hatte mir vorerst nichts dabei gedacht. Im Nachhinein weiß ich, dass ich Gleichgewichtsstörungen hatte.

Kurze Zeit später führten wir unser gemeinsames Hobby in den Niederlanden mit dem Fahrrad fort. Auch dort musste ich mit dem Lenker sehr gegenhalten, da dieser Rechtsdrall sich erneut bemerkbar machte. So wirklich ernst nahm ich diese Ereignisse nicht. Ich rechnete mit einem Hüftschaden.

Erst auf Drängen von einer Psychologin, bei der ich einmal monatlich an einer Gesprächsgruppe teilnahm, nahm ich die Sache in die Hand. Sie machte sich ernsthaft Sorgen und machte mir klar, dass ich zum Arzt gehen muss. Ich befolgte ihren Rat und ging zu meinem Hausarzt.

Dieser reagierte sehr schnell und schickte mich am Folgetag zum Neurologen. Der wiederum schickte mich sofort zum Radiologen, zum CT. Im Wartezimmer wurde mir plötzlich der Ernst der Lage klar. Ich weinte und konnte mich nicht mehr beruhigen. So richtig verstand keiner was mit mir los ist. Doch mir war jetzt klar, ich bin ernsthaft krank.

Der Radiologe erklärte mir, dass sich im Hirnstamm ein Tumor befindet. Dieser sei höchstwahrscheinlich gutartig, da er sehr verkalkt ist. Die Diagnose wurde mir in der MVZ (Medizinisches Versorgungszentrum) bestätigt. Eine OP war unumgänglich. Der

Tumor befand sich an einer schwierigen Stelle, doch ohne chirurgischen Eingriff hätte ich keine Überlebenschance.

Im Kleinhirn werden Bewegungsabläufe koordiniert und im Hirnstamm findet die Steuerung der lebenswichtigen Funktionen wie Atmung, Herzschlag und Blutversorgung statt.

Nachdem ich mit den CT-Bildern zurück zum Neurologen ging, schaute er sie an und machte einen Vorstellungstermin bei der MVZ fertig. Zuhause angekommen rief ich bei meiner Arbeit an und sagte ihnen, dass ich krankgeschrieben bin.

Nach den Genesungswünschen, sagte ich, dass es sich um einen längeren Ausfall handelt. Sie müssten für mich jemanden anderen einplanen. Nachdem ich meinen Tumor erwähnte, war an der anderen Leitung kurzes Schweigen. Sie fragte anschließend, ob ich alleine zu Hause wäre, sonst würde sie vorbeikommen. Doch ich sagte, dass mein Lebensgefährte gleich nachhause kommen würde.

Sie solle sich keine Sorgen machen. Ich war erleichtert, als ich schnell auflegen konnte. Später erzählte mir eine Kollegin, sie wären alle so geschockt gewesen, dass sie sich erstmals regungslos anschauten.

Nun begann der Ärztemarathon. Ich stellte mich mit meinen Unterlagen bei der MVZ vor und bekam einen Termin für die stationäre Aufnahme im nächstliegenden Krankenhaus auf der neurochirurgischen Station. Alles ging sehr schnell. Der Professor würde höchstpersönlich operieren. Meine Gedanken schweiften.

Wie oft wurde es hier schon gemacht?

Sind die Erfahrungen ausreichend?

Ich bin ein spezieller Fall, denn diese Art von Tumor besteht überwiegend im jugendlichen Alter und nicht mit Ende vierzig. Meine Aufregung wächst. Mein Partner und ich gehen mit den Unterlagen zurück zum Auto. Vor dem Wagen nahm ich mein Handy und rief in Münster in einer Klinik an.

Schließlich habe ich früher in Münster gearbeitet. Die Klinik hat einen guten Ruf. Doch ich werde vertröstet, weil sie auf längere Zeit ausgelastet sind. Also gehe ich mit den Unterlagen zurück und sage, dass ich zu dem angegebenen Termin kommen werde.

Wir fahren zurück. Die Mutter meines Lebensgefährten hat Geburtstag. Mir war zwar nicht nach feiern, aber mein Freund wollte unbedingt dahin. Etwas Ablenkung tut sicher gut.

Beim Geburtstag werden wir gefragt wo wir waren, doch wir schwiegen. Als die ersten Gäste gegangen sind, gehen wir mit der Mutter in einen Nebenraum und erzählen ihr das Drama. Sie nimmt sich Zeit, hört zu und verhält sich sehr verständnisvoll. Wir verabschieden uns, sagen nur „Tschüss" zu den anderen Gästen und fuhren Heim. Die erste Hürde war also geschafft.

Bereits in zwei Tagen sollte ich ins Krankenhaus. Packen und letzte Vorbereitungen treffen stand auf dem Plan. Zuhause wurde ich immer nervöser. Tagsüber surfte ich in einem Forum mit Leidensgenossen, die einem Mut machten. Später stellte sich allerdings heraus, dass sie nicht den gleichen Tumor hatten.

Nachts traute ich mich nicht ins Bett. Meine Ängste konnte mir keiner nehmen. Ob bügeln oder aufräumen. Mir war alles egal. Alles, bei dem ich nicht denken musste, war mir recht. Weit nach Mitternacht zwang ich mich doch und gab meiner Müdigkeit nach. Tatsächlich schlief ich ein, zumal ich auch fest von meinem Lebensgefährten umarmt wurde.

Jetzt wurde mir auch klar, warum meine Kondition schlechter anstatt besser wurde, was ich eigentlich erwartet hatte. Ich hatte im April 2009 aufgehört zu Rauchen. Es war an einem fünfzigsten Geburtstag meiner früheren Stationsschwester. Ich erfuhr, dass ein sehr lieber guter Bekannter plötzlich bei der Arbeit umfiel und mit 47 Jahren verstarb.

Ich war so geschockt. Sein Tod sollte nicht umsonst sein. Ich hörte schließlich mit dem Rauchen auf. Der Tumor konnte nun wegen allgemein besserer Durchblutung schneller wachsen. Hätte ich allerdings weiter geraucht, wäre ich wahrscheinlich irgendwann auch umgekippt.

Wer weiß schon, was dann passiert wäre?

Diese Frage wird für immer offenbleiben.

Die Einzigen, die Bescheid wussten, war mein Arbeitgeber und meine Kolleginnen/Kollegen, meine Mutter mit Lebenspartner, meine Geschwister und die Eltern/Schwester meines Lebensgefährten. Mein Freund sollte gleich nach der OP meine Freunde anrufen und sie über meinen Zustand informieren. Die Zeit blieb mir nicht mehr, in dieser Ausnahmesituation.

Ich hatte nicht weiter drüber nachgedacht, dass meine Freunde sich nicht hätten bei mir verabschieden können. Dies nahm mir eine gute Freundin im Nachhinein sehr übel. Obwohl wir uns sehr nahestanden und wir öfters über diesen Punkt geredet hatten, hatte ich das Gefühl, dass sie es mir weiterhin übelnahm. Sie war trotzdem eine sehr große Stütze. Leider wurde sie selbst schwer krank und wir haben keinen Kontakt mehr.

Am meisten hatte ich Angst davor, meiner Mutter Bescheid zu geben. Als Nesthäkchen von vier Mädels hatten wir einen besonderen Draht zueinander. Eigentlich sollte sie es nach der OP erfahren, damit sie nicht hysterisch reagiert. Doch meine Schwester rief mich an und sagte, es wäre bereits Dorfgespräch. Ihre

Schwiegermutter hätte sie auf mich angesprochen. Also sind mein Freund und ich zu
ihr gefahren.

Als auch ihr Lebensgefährte bei uns saß, habe
ich ihnen erzählt, dass es sich um eine Routi-
ne OP handeln würde. Ihr Lebensgefährte änderte schnell das Thema. Ich war erleichtert,
dass sie es so gut aufnahmen.

2.

Stationäre Aufnahme auf die Neurochirurgie

Kurze Zeit später ging es für mich ins Krankenhaus. Die Mutter meines Freundes fuhr mich hin und blieb solange bei mir, bis ich nach längerer Wartezeit in mein Zimmer konnte. Unterdessen wurden schon einige zusätzliche Untersuchungen, die für die OP notwendig waren, durchgeführt. Noch hatte ich das Zimmer für mich alleine, was mir jedoch gar nicht so recht war, denn Gesellschaft ist mir lieber.

So richtig zur Ruhe kam ich nicht, denn es folgten noch einige Formalitäten und Aufklärungsgespräche. In der Zwischenzeit kam meine Kollegin und hatte sich schon über etliches informiert, woran ich noch gar nicht gedacht hatte. Sie war vor Jahren in einer ähnlichen Situation gewesen und konnte sich gut in mich hineinversetzen. Sie war da, als der operierende Chefarzt das Gespräch über die bevorstehende OP mit mir führte, worüber ich ihr sehr dankbar bin und war.

Wir konnten anschließend gemeinsam das Gesprochene nochmal durchgehen, denn in der Aufgeregtheit überhört man dann doch einiges. Die OP würde nicht einfach werden, es wurden sechs bis sieben Stunden eingeplant. Erst während der OP würde sich zeigen, inwieweit der Tumor fortgeschritten ist und welche Folgeschäden auf mich zukommen würden.

Meine Kollegin fragte mich, ob ich bereits eine Vorsorgevollmacht hätte, sonst würde sie mir eine besorgen, was sie dann auch tat.

Eine meiner Schwestern gab mir den Tipp, eine Patientenverfügung aus dem Internet auszudrucken. Diesen Vordruck zeigte ich ihr. Beide Formulare füllten wir aus. Wir unterschrieben und fragten zusätzlich einen guten Freund, der auch unterschrieb.

Jetzt war ich abgesichert, falls die OP doch anders ausgeht, als erwartet. Für mich war wichtig, dass ich kein Pflegefall sein möchte. Wenn dies der Fall sein sollte, verfügte ich, dass keine lebensverlängernden Maßnahmen durchgeführt werden dürfen. Meine Kollegin und ein guter Freund waren vom Fach. Bei ihnen fühlte ich mich in den besten Händen. Diese Dokumente wurden zu den OP-Unterlagen gelegt.

Meinen Lebensgefährten wollte ich mit dieser Entscheidung nicht belasten, da er auch keine Ahnung auf diesem Gebiet hatte. Er kümmerte sich um den ganzen Rest. Um die Versorgung meiner Katze und um das Informieren meiner Familie und meiner Freunde. Da nur sehr wenige Bescheid wussten, würde er den meisten einen großen Schrecken bescheren. Das wäre keine schöne und leichte Aufgabe. Die Anrufe, die er führen musste, nahmen mehr Zeit in Anspruch als gedacht. Schließlich waren einige nicht sofort erreichbar.

Soweit war alles geregelt. Nun musste ich den Freitag und das Wochenende noch abwarten bis zur OP. Ich bekam doch noch eine Zimmergenossin. Wir und unsere Männer verstanden uns auf Anhieb gut. Sie hatte zwar erst ein Einzelzimmer beantragt, doch es war gerade keines frei. So wurden wir vorerst zusammengelegt. Ich war sehr froh darüber.

Sie hatte auch eine sehr schwere OP vor sich, welche am Freitag stattfinden sollte. Vorher war sie in einem anderen Krankenhaus und wurde hierher verlegt. Ihr Arztgespräch mit der Oberärztin lief nicht so gut. Sie hat sich fürchterlich über die Ärztin aufgeregt und wollte das Krankenhaus wieder verlassen.

Ihr Ehemann stand hinter ihr, meinte jedoch noch mit einem anderen Arzt reden zu wollen. Sie hörte mit dem Einpacken ihrer Sachen wieder auf und wartete auf einen anderen Arzt. Dieser kam nach kurzer Zeit, um sie besser aufzuklären. Sie beruhigte sich etwas.

Was genau mit der Oberärztin vorgefallen war, habe ich nicht erfahren. Zu mir meinte sie anschließend, dass ich mir nicht alles gefallen lassen darf.

Sie wurde am Freitagmorgen in den OP abgeholt. Ich wünschte ihr alles Gute. Sie schien sehr gefasst zu sein. Nun war ich erstmal wieder alleine. Dass sie mindestens eine Nacht auf der Intensivstation bleiben musste war mir schon klar.

Doch als am anderen Tag ihr Schrank leergeräumt wurde, erschreckte ich mich schon und nahm das Schlimmste an. Je näher der Termin kam, umso mehr kam leichte Panik in mir auf. Das bemerkten auch die Ärzte bei der Visite und ordneten ein angstlösendes Medikament an.

Wie wache ich auf?

Ist die Narkose tief genug?

Wie kann ich mich bemerkbar machen?

All diese Gedanken wurden positiver, als mein Freund und ich, den Ehemann der operierten Frau in der Cafeteria sahen. Er erzählte uns, dass es seiner Frau gut geht. Sie war an diesem Tag das erste Mal aufgestanden. Eine schönere Nachricht hätte er mir einen Tag vor meiner OP nicht überbringen können.

Die letzte Nacht brach an. Meine Medikamente, die ich zur OP nehmen musste, nahm ich brav ein, damit ich gut schlafen kann. Jetzt hieß es für mich, noch positiver zu denken und einzuschlafen. Morgens wusste ich, dass ich früh in den OP komme. Nachdem ich die OP-Kleidung anhatte, nahm ich meine „Scheißegaltablette" und konnte doch noch etwas schlafen. Unten im Vorbereitungsraum war alles recht entspannt und ging zügig voran. Meine letzten Gedanken, mit denen ich mich beruhigte, waren:

Alles wird gut!

3.

Drei Tage Intensivstation

Mir wurde der Beatmungsschlauch auf der Intensivstation gezogen. Es wurde mein Name gerufen.

Ich habe es geschafft!

Es ist überstanden!

Ich wurde immer wacher und konnte alle Fragen der Ärzte, die um mich herumstanden beantworten. *Ich lebe, kann denken und alles bewegen.* Ich bin nicht an der Beatmung, wie ich befürchtet hatte. Alles schien gut zu sein, doch mir wird übel. Ich muss mich übergeben. Der Pfleger reagierte prompt und gab mir eine Nierenschale. Meine Arme, Beine und Füße lassen sich bewegen.

Mit einer neuen Nierenschale in meinen Händen schlafe ich wieder ein, bis ich wieder meinen Namen an meinem Ohr höre. „Annette", rief meine Kollegin. Ich freute mich sie zu sehen. Doch ich schlief immer wieder ein. Sie blieb auch nur kurz. Sie wollte sich ein Bild über mich verschaffen. Sie rief meinen Freund und meine Schwester an, dass alles gut verlaufen ist. Mein Partner besuchte mich an einem anderen Tag für zehn Minuten. Längerer Besuch war noch zu anstrengend für mich.

Rechtzeitig zur Nacht wurde ich wacher. Alles war halbdunkel.

Halluzinierte ich?

Mein Bett steht schräg!

Ich falle gleich raus!

Panisch halte ich mich am Bettgitter fest. Es kann nicht sein! Es war mir vollkommen klar, dass ich nicht schräg stand, doch ich wusste nicht woran es lag. Vorsichtshalber hielt ich mich weiter fest. Immer wenn ich den Nachtpfleger sah, stellte ich permanent Fragen.

Ob ich oft klingelte weiß ich nicht mehr, aber sehr wahrscheinlich habe ich geduldig gewartet. Er hatte sehr viel zu tun. Später stand am Bettende der Arzt. Er meinte, dass er mich nicht verstehen könne. Ich denke mir: „Kein Wunder, wenn er so weit weg steht!"

Keiner versteht meine Angst.

Der Pfleger spricht zu sich selbst, dass er nicht versteht, warum ich durch die Medikamente nicht einschlafe. Aber ich wehrte mich innerlich so dagegen. Ich hatte Angst das Bettgitter loszulassen. Irgendwann schlief ich ein und wachte immer wieder in dem Glauben, ich hätte kein Auge zu gehabt, auf. Diese erste Nacht war die Hölle für mich.

Endlich war die Frühschicht da. Die Nacht war vorbei. Ganzkörperwaschung ist angesagt. Dies übernahm ich selbst. Auf dem Nachtschränkchen waren eine Waschschüssel und alle Utensilien hingestellt. Bis auf meine Beine und meinen Rücken schaffte ich es selbst.

Ich sehe die Schwestern doppelt. Nun sollte ich mich auf die Bettkante setzen und anschließend ein paar Schritte laufen. Meine Diskussion, es heute noch nicht zu tun, scheiterte. Ich kann nur mit Hilfe sitzen, sonst kippe ich um.

Ach du Schreck!

Auch das Laufen, untergehakt an jeder Seite von einer Pflegekraft, ist irre anstrengend. Bis zur Tür, die zum Flur führt, sollte ich gehen. Der Weg kommt mir unendlich lang vor. Ich protestiere und möchte lieber wieder umkehren. Wieder am Bett angekommen, legten mich die Schwestern schnell ins Bett. Ich war schweißgebadet und sehr blass.

Der Vormittag vergeht schnell. Blutabnahmen, Trinkversuche und Drainagenkontrolle standen auf dem Plan. Die Logopädin kam das erste Mal. Ich musste verschiedene Grimassen ziehen, Buchstaben nachsprechen und man fragte mich, ob ich in den Spiegel schauen will. Das wollte ich jedoch noch nicht.

Sie übten auch das Trinken mit mir. Noch verschluckte ich mich oft. Ich sollte vorerst kleine Trinkversuche mit dem Strohhalm versuchen. Am Nachmittag holte ich den ganzen Schlaf, von der Nacht zuvor, nach. Ständig wurde ich geweckt. Man rief meinen Namen und leuchtete mir mit der Taschenlampe in die Augen, um zu schauen, ob meine Pupillen beidseitig auf den Lichtreiz reagieren.

Weil sie mich nur schlafend vorfanden, hatten sie den Verdacht auf eine Nachblutung. Deshalb musste ich zur Kontrolle nochmal ins CT. Dort wurde festgestellt, dass alles ordnungsgemäß verheilte.

Meine Angst vor der nächsten Nacht war weg, denn jetzt sah ich keine schräge Wand mehr. Als der Pfleger kam, sagte ich ihm, dass er heute Nacht Ruhe vor mir hätte. Er gab keinen Kommentar darauf. Noch heute weiß ich seinen Namen.

Am anderen Tag wurde ich zur nächsten Untersuchung gefahren. Es wurde ein Schlucktest durchgeführt. Dazu wurde ein Endoskopschlauch durch die Nase in den Rachen eingeführt. Hiermit konnte nachgesehen werden, ob die Speisen weiterbefördert werden. Dieser Schlauch diente gleichzeitig zum Absaugen. Den Wackelpudding schluckte ich gut. Er blieb hinten im Rachen liegen, was ich spürte. Nach einigen Schluckversuchen wurde er weiterbefördert. Man war zuversichtlich.

Wieder auf Station angekommen, sollte ich erneute Gehversuche in Begleitung machen. Ein Praktikant sollte mir meine Hausschuhe besorgen. Er kam mit Herrenpantoffeln wieder, die einige Nummern zu groß waren. Als ich ihm sagte, dass es nicht meine sind, sagte er mir, dass er sie aus meinem Schrank geholt hatte. Er ließ sich davon nicht abbringen.

Ich dachte nur: „Der arme Patient, der jetzt seine Schuhe sucht und sie nicht findet." Am zweiten Tag hatte ich am ganzen Körper Ausschlag. Man tippte auf eine Waschmittelallergie. Man brachte mir andere Bettwäsche. Aus weichem Flanell, glaube ich. Ich bekam ein zusätzliches Medikament und eine Salbe zum Einreiben. Tatsächlich nahm die Allergie ab und verschwand wieder.

Nach den kläglichen Gehversuchen, kam ich in einen Sessel und wurde von Kissen gestützt, damit ich nicht zur Seite fiel. In dieser Position fielen meine Augen zu. Als der Pfleger nach kurzer Zeit nach mir sah, durfte ich zurück ins Bett. Das war mein Alltag auf der Intensiv.

Schlafen, laufen, Grimassen ziehen und trinken üben.

Den Tag darauf gab die Logopädin mir einen Handspiegel. Doch ich konnte mich nicht sehen. Es war mir nicht möglich geradeaus zu schauen. So langsam wurde mir klar, warum ich nachts die Wände schräg und die Schwestern doppelt sah. Meine Pupillen wanderten hin und her und standen nicht still.

4.

Verlegung auf die Normalstation

Nach drei Tagen verlegte man mich auf die Normalstation. Meine Schwester wartete schon vor der Tür und konnte gleich mitgehen. Von ihr erfuhr ich, dass meine Pupillen sehr unruhig hin und her rollten. Deshalb konnte ich also nicht in den Spiegel schauen.

Dass sie eine längere Autofahrt von ca. vier bis fünf Stunden unternahm, um sich ihr eigenes Bild zu machen und mich besuchte, freute mich sehr. Denn als unser Vater vor damals dreizehn Jahren in ein anderes Krankenhaus verlegt wurde und wir ihn besuchen wollten, war er bereits operiert und im künstlichen Koma.

Leider bekamen wir nicht mehr die Gelegenheit mit ihm zu sprechen. Er hatte einen sehr

schweren Autounfall erlitten mit hohem Blut-
verlust, komplizierten Knochenbrüchen und
einer größeren Wunde, die sich infizierte. Zusätzlich schlichen sich noch mehrere Komplikationen ein. An den Folgen verstarb er leider
dreieinhalb Wochen später, ohne dass er
noch mal wach wurde. Es war ein Hoffen und
Bangen. Wir vier Schwestern konnten uns
und unsere Mutter gegenseitig stützen, da
unsere Mutter in der Situation komplett neben sich stand.

Auf der normalen Station bekam ich eine Ernährungssonde. Jetzt wurde mir meine Nahrung über diese Sonde gespritzt. Beim Schlucken durch den Strohhalm, was ich weiterhin
fleißig übte, schmerzte es sehr.

Mein Ansporn war es, die Sonde so schnell wie möglich loszuwerden. Ich hatte Angst mich zu verschlucken und nicht abhusten zu können. Meine rechte Gesichtshälfte, mein Rachen und meine Zunge waren schließlich gelähmt. Vorsichtig fing ich an, Waldmeisterwackelpudding und Naturjoghurt zu schlucken.

Ich traute mich jedoch nicht so recht!

Erst mein guter Freund vom Examenskurs ermutigte mich. „Was sollte schon passieren? Ich bin doch hier."

Ich schluckte. Es klappte!

Daraufhin durfte ich passierte Kost essen. Die Kost, sah aus wie bereits einmal gegessen, aber schmeckte sehr lecker. Beim Trinken verschluckte ich mich immer noch. Ich musste weiterhin mit dem Strohhalm üben. Die Ernährungssonde wurde nach kurzer Zeit gezogen. Ich habe mich gezwungen genug zu essen. Flüssigkeit bekam ich zusätzlich über eine Infusion, da ich nicht ausreichend getrunken hatte.

Bald blieb die Pupille, vom rechten Auge, nasal stehen und die Linke legte sich mittig im Auge fest. Als ich zu lesen versuchte, klappte es nur, wenn ich das zu Lesende links von mir hielt. Meine Kollegin brachte mir eine Genesungskarte, auf der alle Kollegen unterschrieben hatten. Sie schrieben linksseitig untereinander.

Sie dachte wirklich an alles!

Von der Logopädin wurde mir erneut ein Handspiegel gereicht. Das Geradeaussehen klappte noch nicht. Wenn ich den Spiegel links seitlich vorm Gesicht hielt, konnte ich mich erkennen. Mit der Zeit übte ich den Spiegel immer weiter zur Gesichtsmitte zu bewegen, damit ich mich wieder von vorne sehen kann.

Nun sollte ich Grimassen schneiden. Ich sollte böse gucken, die Nase rümpfen, die Stirn runzeln, die Augen zukneifen, die Lippen spitzen und breit ziehen. Zu guter letzt sollte ich meine Zunge ausstrecken. Zur Sprachübung musste ich Buchstaben wiederholen und Zungenbrechersätze nachsprechen.

„Fischers Fritze fischt frische Fische, frische Fische fischt Fischers Fritze ..."

Anschließend, zur Entspannung, wurde vom Kopfende mein Gesicht massiert. Dies empfand ich als unheimlich angenehm und genoss es sehr.

Mein altes Zimmer bekam ich leider nicht wieder. Ich lag in der Mitte eines Dreibettzimmers. Leider war ich noch bettlägerig im Gegensatz zu meinen Bettnachbarinnen. Abends war ich früh müde. Meine rechte Bettnachbarin hatte ihre OP noch vor sich und wollte abends noch lesen. Das war natürlich sehr ungünstig für uns Beide. Darum ließ ich mir von meiner Freundin eine Schlafbrille mitbringen.

Meine linke Bettnachbarin wollte nie lüften, da ihr sonst kalt war. Wenn sie nicht im Zimmer war und meine Freundin oder die Krankenschwester reinkam, haben sie für mich das Fenster geöffnet. Jetzt sehnte ich mich nach einem Einzelzimmer. Meine ehemalige Bettnachbarin besuchte mich. Ihr ging es soweit gut. Sie würde ein paar Tage später in das andere Krankenhaus, in dem sie vorher gelegen hatte, zurückverlegt werden.

Bei der Visite erfuhr ich, dass der histologische Schnellbefund von meinem Tumor gutartig sei. Auf den genauen Befund müssen wir jedoch noch warten. Das kann ein bis zwei Wochen dauern. Mein Tumor wurde nicht vollständig entfernt. Ein Rest wurde belassen. Jetzt hoffte ich, dass der endgültige Befund die Gutartigkeit bestätigt.

Bitte, bitte, kein Krebs!

Und es hat sich bestätigt! Keine Chemotherapie, keine Bestrahlung. Ich bin so froh!

Nun wurde an meiner Mobilität gearbeitet. Die Krankengymnasten setzten mich erst an die Bettkante, dann in den Rollstuhl. Sie fuhren mich zum Fußende meines Bettes. Dort stand ich mit den Beinen zum Bettende, so konnte ich mich mit den Händen am Bettbügel festhalten. Hinter mir stand der Rollstuhl.

Jetzt hieß es aufstehen - hinsetzen - aufstehen - hinsetzen. Es konnte nichts passieren.

Die Kraft in den Beinen kehrte nach und nach zurück. Dies sollte nun von mir alleine durchgeführt werden.

Es klappte! Endlich konnte ich mich wieder außerhalb des Bettes bewegen.

Erstmal nur im Zimmer, aber immerhin. Darüber war ich echt froh. In der ersten Zeit, ließ ich mir zur Nacht den Toilettenstuhl neben das Bett stellen, sodass ich nicht immer klingeln musste. Dann konnte ich bei Bedarf selbständig nachts auf den Toilettenstuhl.

Meine Schwester und mein Schwager besuchten mich oft und brachten meine Mutter und ihren Lebensgefährten mit. Als meine Mutter das erste Mal mitgekommen war, wurde sie nach kurzer Zeit von meiner Schwester wieder aus dem Zimmer geführt. Sie hatte wohl Schwierigkeiten, meinen Anblick zu ertragen. Mein Schwager und der Lebensgefährte lenkten mich in der Zeit ab, bis die Beiden wieder ins Zimmer kamen.

Dafür war ich meiner Schwester sehr dankbar. Sie schaffte es unsere Mutter zu beruhigen. Meine Mutter war beim Eintreten wieder sehr gefasst und ließ sich ihren Kummer nicht anmerken. Nach der OP muss ich schlimm ausgesehen haben. Mein Gesicht war sehr geschwollen, mein rechter Mundwinkel hing herab, mein rechtes Auge (die Pupille) lag nasal und man konnte mich schlecht verstehen.

Ich selber hatte mich damals gar nicht so extrem wahrgenommen. Für mich war klar, dass ich nach einem halben Jahr wieder einigermaßen fit bin. Dieser Glaube gab mir Kraft. Ich wollte so schnell wie möglich mein altes Leben zurück.

Eines Tages rief mich ein sehr guter Bekannter an. Ich plauderte munter drauf los. Es war wie immer. Plötzlich war Stille. Er hatte einfach aufgelegt, ohne noch etwas zu sagen. Einfach aufgelegt! Zuerst verstand ich es nicht. Warum legt er einfach auf? So was hat er doch früher nicht getan. Erst sehr viel später begriff ich, dass er wahrscheinlich kein Wort von mir verstanden hat.

Naja, man hätte auch charmanter reagieren können.

Das Telefonieren konnte ich mir sparen. Meine Sprache verstanden nur Leute, die in unmittelbarer Nähe waren. Täglich kam meine Logopädin zu mir und trainierte das Sprechen und setzte Reize in der rechten Gesichtshälfte. Des Weiteren wurden meine Schluckübungen weiter trainiert.

Am Anfang hatte ich immer wieder, wenn alles ruhig war, Bohrgeräusche im Kopf. Das erzählte ich meiner Schwester und ihrem Mann. Diese Geräusche dauerten eine ganze Weile an. Irgendwann, nach Wochen, wurde ich darauf von ihr angesprochen. Sie fragte, ob ich es immer noch hören würde. Aber zum Glück hatte ich es bereits vergessen. Die Geräusche kamen auch nicht zurück. In der ersten Zeit sagte damals mein Schwager öfters zu mir:

„Du schaffst das!"

Es waren nur drei Worte, doch für mich hatten sie so viel Bedeutung.

Ja, ich schaffe es! Ich will es schaffen!

Meine Mutter gewöhnte sich mit der Zeit an ihre veränderte Tochter. Ihr Lebensgefährte gab ihr den nötigen Halt. Auch meine Freunde, einige Kolleginnen und Kollegen besuchten mich. Alle behandelten mich ganz normal. Keiner ließ sich bezüglich meiner veränderten Optik etwas anmerken.

Der nächste Schreck ließ nicht lange auf sich warten. Bei der Visite sagte mir der Arzt, dass ich den Krankenhauskeim habe. Es wurde ein Isolierzimmer für mich vorbereitet. Ich wurde mit allem, was ich hatte, dorthin geschoben. Hoffentlich schlägt die Antibiose auf den Keim an.

Alle die in mein Zimmer kamen, mussten sich mit Kittel, Überschuhe, Handschuhe und

Mundschutz vermummen. Meine Mutter glaubte, dass mein Schwager, das nicht machen würde. Doch auch er tat es. Mein Neffe, der gerade in der Stadt ein Praktikum machte, war der erste, der sich komplett einkleiden musste. Es fühlte sich ungewohnt an. Schön, dass er gerade in der gleichen Stadt arbeitete, denn sonst wohnte er vier bis fünf Stunden entfernt.

Das einzig Gute war, dass ich endlich aus dem Dreibettzimmer herauskam. Schließlich lag ich alleine in einem Isolierzimmer. Zur Kontrolle werden weitere Abstriche aus der Nase und dem Rachen genommen. Diese waren negativ und die Isolierung wurde aufgehoben. Am gleichen Tag wurde eine ältere Frau zu mir ins Zimmer gelegt. Das Absprechen wegen des Fernsehens und des Lüftens war kein Problem zwischen uns.

Wenn das doch immer so einfach wäre!

Eine Frau vom Sozialdienst kümmerte sich um eine Verlegung in die Rehaklinik. Mittlerweile war ich mit dem Rollstuhl so fit, dass ich damit über die Station, und sogar weiter, fuhr. Die Fußstützen hatte ich hochgeklappt. Ich bewegte meine Füße.

Der nächste Schritt war, dass ich mit einem Gehwagen das Laufen üben sollte. Darin stand ich aufrecht. Ich wurde unter den Achseln gestützt, konnte mich festhalten und fortbewegen. Anfangs hatte ich noch kein Gefühl für das Gerät und die Räder wollten schneller als meine Füße. Deshalb begleiteten mich zwei Krankengymnasten. Einer vor mir und einer hinter mir. Jeden Tag gewann ich mehr Sicherheit. Irgendwann schaffte ich auch diese Hürde und konnte mich damit im Zimmer alleine fortbewegen.

Die größte Schwierigkeit bekam ich, als ich am Rollator laufen sollte. Hier mussten meine Beine mich tragen. Wenn ich lief, war jeder Schritt Schwerstarbeit. Der linke Fuß kam ständig gegen das Rad vom Rollator. Ich geriet ins Schwanken. Bei jedem weiteren Schritt merkte ich, dass die Kraft in den Beinen noch nicht ausreichte.

Mein Gehwagen sollte mir genommen werden, damit ich mich mehr am Rollator bewege. Doch ich fühlte mich viel zu unsicher, um alleine mit dem Rollator zu laufen. Ich durfte ihn schließlich noch behalten, damit ich wenigsten sicher zur Toilette laufen konnte. Besonders nachts gab es mir Sicherheit.

Die Reha wurde beantragt und genehmigt. Eigentlich sollte ich in eine Rehamaßnahme, die ca. eineinhalb Stunden von zuhause entfernt war. Mir war es wichtig, in der Nähe von zuhause und von dem Krankenhaus, indem ich operiert wurde, zu bleiben. Das Glück war mit mir und ich bekam durch Zufall die Möglichkeit, einen Termin in einer naheliegenden Rehaklinik wahrzunehmen.

Zwar wäre es etwas früh, aber da die Klinik in der Nähe ist, sagte ich freudig zu. Kurz vor der

Verlegung waren einige meiner Freundinnen bei mir zu Besuch. Ich bemerkte am Hinterkopf eine größere bewegliche Beule an der OP-Naht. Meine beste Freundin sollte mal einen Blick darauf werfen und mir sagen, wie schlimm sie dieses beurteilt.

Mittlerweile war nur noch der Bereitschaftsdienst da. Sie meinte, dass sich ein Arzt die Beule ansehen müsste. Also klingelte ich. Die Schwester empfand die Beule nicht als dramatisch, doch sie informierte den Bereitschaftsdienst. Nach kurzer Zeit kam ein Arzt und schaute sich die Naht an.

Er ging kurz raus und kam mit zwei größeren Spritzen zurück. Die erste Spritze zog er komplett mit gelblicher Flüssigkeit, aus dem Nacken voll. Die zweite nur minimal. Am nächsten Tag sollte es wieder kontrolliert werden. Ich solle mir keine Sorgen machen. Anschließend habe ich öfters nachgefühlt, ob sich erneut Flüssigkeit bildet. Am Morgen konnte man erneut fühlen, dass sich wieder Flüssigkeit angesammelt hatte. Jedoch wesentlich weniger als am Tag zuvor.

Die Verlegung in die Reha stand an. *Werde ich trotz des Liquorkissens* verlegt? Was ist, wenn es zu einer Komplikation kommt? Bei der Visite meinte der Arzt, dass ich schnell wieder bei ihm wäre, falls es Probleme gibt. Die Rehaklinik liegt in der gleichen Stadt. Mir war sehr mulmig. Am Verlegungstag holte die Krankengymnastin mich zum Lauftraining aus dem Bett. Wir übten ein paar Schritte freihändig zu laufen. Nach nur zwei Schritten musste ich mich festhalten, um nicht umzufallen.

Nie hätte ich mir das schon zugetraut!

Ich war ganz stolz auf mich.

Als wir zurück in das Zimmer gingen, war unterdessen mein Bett schon rausgefahren worden. Just in diesem Moment kam das DRK und holte mich zur Verlegung ab. Nach dreieinhalbwöchigem Krankenaufenthalt kam ich in die Rehaklinik.

5.

Verlegung in die Rehaklinik

Man brachte mich in mein Zimmer. Ich lag in meinem Bett und konnte es vorerst nicht verlassen. Es gab einen Fernseher und ein Telefon. Dies war aber noch nicht freigegeben. Meine Freundin und die Mutter meines Freundes wollten abends vorbeikommen. Es kamen viele Leute, die sich vorstellten, Fragen hatten und mir Informationen gaben. Unter anderem ein Therapeut, der mir einen Rollstuhl liefern wollte.

Eine Psychologin erklärte mir, wo ich mich einfinden muss, wenn ich bei ihr eingeplant bin. Das erste Mal könne man mich auch zu ihr bringen. Die Schwester von der Station klärte mich über den zukünftigen Ablauf auf. Ich erfuhr wo ich eine Telefon- und Fernsehkarte erhalten könne. Sie brachte mir ein Getränk und die nötigen Unterlagen, die ich mir schon einmal durchlesen könne. Später würde die Ärztin noch kommen, mich untersuchen und den weiteren Ablauf meines Aufenthaltes mit mir absprechen.

Ich hatte noch keine Möglichkeit das Bett zu verlassen oder mich abzulenken. Ein Smartphone hatte ich damals noch nicht, sondern ein einfaches Handy mit einer Prepaidkarte.

Eine Logopädin stellte sich mir vor. Sie sagte mir, dass sie zum Mittagessen kommen würde, um sich ein Bild von mir zu machen. Sie wollte mir hilfreiche Anleitungen geben. Auf dieser Station gab es einen Essensraum, der für Patientinnen gedacht war, die noch nicht in der Kantine Essen gehen konnten.

Die angekündigte Ärztin kam und untersuchte mich. Sie machte sich ein Bild über meine Mobilität. Sie entdeckte das Liquorkissen im Nacken und meinte, dass ich dies beobachten und sie informieren solle, sobald es sich verändern würde.

Sie bot mir eine Beurlaubung, vom Rehaklinikaufenthalt, für das kommende Wochenende an. Ich dachte nur, dass sie das nicht ernst meinen könne. Ich hatte bis zu diesem Zeitpunkt noch nicht selbstständig geduscht und die pürierte Kost würde ich Zuhause so nicht hinbekommen. Meine Toilette war nicht behinderten gerecht.

Und was war mit der Schwellung im Nacken?

Ich fühlte mich und meinen Zustand nicht ernst genommen!

Trotz Handyverbots benutzte ich mein Handy. Ich fühlte mich einsam und so hilflos in diesem Zimmer gefangen. In dem Moment, als ich einen Anruf tätigen wollte, ertappe mich eine Schwester dabei. Ich erklärte ihr meine Situation, worauf sie volles Verständnis zeigte. Sie würde nachher, sobald sie Zeit hätte, kommen und mir eine Telefon- und TV-Karte besorgen. Gegen Abend kam der ersehnte Rollstuhl. Zum Abendessen fuhr ich in den Essenssaal und konnte mir endlich einen kleinen Eindruck über die Station verschaffen.

Abends freute ich mich riesig über den Besuch meiner Freundin und der Mutter meines

Freundes. Diese kümmerte sich gleich um die besagten Karten (Telefon, TV), worüber ich sehr dankbar war. Sie spürte wie gut mir der Besuch tat und blieb aus diesem Grund länger. Es war die erste Nacht in einer fremden Umgebung und im Einzelzimmer. Alles Neue machte mir erstmals Bedenken.

Wie würde alles werden?

Morgens war ich schon früh wach, ging ins Bad und machte mich fertig. Ich saß bereits wieder im Rollstuhl, als eine Therapeutin durch die Tür schaute. Ihr Plan war es eigentlich, bei meiner morgendlichen Grundpflege dabei zu sein, um zu schauen, inwieweit ich alleine zurechtkommen würde. Wir verabredeten uns für den folgenden Montagmorgen.

Eine Pflegekraft holte mich ab und fuhr mich in den Frühstücksraum. Das Wochenende stand an, an dem nur wenige Anwendungen durchgeführt wurden. Ich fuhr mit dem Rollstuhl in die Richtung der Therapieräume und wartete geduldig im Wartebereich.

Als die Therapie begann, bekam ich einen Rollator, mit dem ich den Flur auf und ab laufen sollte. Die Kraftanstrengung für die Beine war enorm. Diese Übung sollte ich dann noch einmal wiederholen, doch dieses war für mich so anstrengend, dass meine Beine sich wie Pudding anfühlten.

Es ging gar nichts mehr. Ich war nicht zufrieden mit meiner Leistung und war sehr niedergeschlagen. Ich zweifelte an mir selbst.

Am folgenden Wochenende bekam ich sehr viel Besuch, meine Mutter mit Partner, mein Lebensgefährte, ein guter Freund und meine Schwester mit ihrem Mann. In der Woche besuchten mich oft die Mutter meines Freundes und meine engsten Freunde. Mehr Besuch ließ ich nicht zu.

Die Trainingsstunden waren für mich so anstrengend, dass ich mich in jeder freien Minute hinlegen musste. Am Abend ging ich früh schlafen. Meine Schwester aus Stuttgart rief mich fast jeden Abend an, worüber ich mich sehr freute. Jedoch beschwerten sich auch einige Bekannte, dass sie mich nicht erreichen konnten. Entweder es wäre besetzt oder ich nicht im Zimmer gewesen. In der Rehaklinik hatte ich viel zu tun, denn es ging von

Therapie zu Therapie. Ich war sehr ausgelastet.

Während der Ergotherapie wurden Kälte- und Hitzereize angewandt. Ich sollte in zwei große Schalen fassen, um Figuren zu ertasten und zu beschreiben. Dieses machte mir keine Probleme. Doch die Unterschiede zwischen warm, kalt und heiß konnte ich mit meiner linken Körperhälfte noch nicht fühlen.

Dieses konnte zu einem großen Problem werden, wenn ich mit heißem Wasser hantiere, zum Beispiel beim Aufgießen von Tee, beim Abgießen von Kartoffeln oder beim Befüllen der Wärmflasche. Hin und wieder, wenn ich kurz wegschaute, lief mir das heiße Wasser über die Hände und ich verbrühte mich. Ich merkte zu spät, wenn das Wasser zu heiß war.

Auch extreme Kälte merkte ich nicht. Zusätzlich zu den Temperaturstörungen kommen auch noch Sensibilitätsstörungen linksseitig. Wenn ich einen Gegenstand in die linke Hand nahm, konnte ich nicht erspüren, wie fest ich zudrückte. Da passiert es schon mal, dass mir was aus der Hand fiel oder ich etwas weiches zerdrückte.

Während der Reha baute meine Psychologin mich psychisch besonders auf. Bevor ich überhaupt ein Gespräch mit ihr hatte, lobte sie mich jedes Mal, welch eine starke Frau ich sei. In ihrer Anwesenheit vergaß ich mein verändertes Aussehen und mein Handicap war nur halb so schlimm.

Doch es gab auch andere Situationen. Beim Frühstückstisch wurde mir eine neue junge Patientin mit an den Tisch gesetzt. Sie hatte eine geistige Behinderung. Anfangs war sie sehr schüchtern und traute sich nicht, hochzuschauen. An unserem Tisch saßen vier bis fünf Personen.

Zum Abendessen, als man sie wieder an unserem Tisch fuhr, fing sie nach kurzer Zeit an zu weinen, woraufhin man sie an einen anderen Tisch setzte. Zu dem Zeitpunkt dachte ich, dass mein Aussehen sie erschreckt hatte.

Nach kurzer Zeit hatte ich eine andere junge Frau mir gegenübersitzen, mit der ich mich sehr gut verstand. Mit der Zeit hatten wir uns so angenähert, dass wir uns manchmal nur anschauten und grundlos anfingen zu lachen. Sie wurde in der Charité in Berlin an einem Blutgerinnsel operiert. Es handelte sich um eine seltene Operation, die zwischen Leben und Tod entschied. Ihre Operation wurde von einem Filmteam aufgezeichnet und im Fernsehen ausgestrahlt. Sie informierte mich über den Ausstrahlungstermin, damit ich mir die Reportage später zuhause im Fernsehen ansehen könne.

Am Wochenende lenkten unsere Familien uns ab, doch in der Woche waren wir unzertrennlich. Jede freie Minute verbrachten wir miteinander. Abends setzten wir uns in den kleinen Aufenthaltsraum und spielten mit den anderen Patientinnen Gesellschaftsspiele. Doch meistens gingen wir früh zu Bett, da der Tagesablauf noch sehr anstrengend für uns war.

Zwischenzeitlich gab es bei uns auch Tage, an denen der Körper streikte. Ich hatte Schwindel, vermehrte Gleich- und Koordinationsstörungen, weswegen Therapien ausfallen mussten. In dieser Zeit kümmerte sich meine Leidensgenossin um mich, brachte mir Kaffee und schaute in ihren Pausen immer wieder bei mir im Zimmer vorbei.

An einem Tag, an dem ich mich erholte und im Bett lag, kam meine Schwester zu Besuch.

Sie war mehrere Stunden mit dem Auto unterwegs, um mich zu sehen. Sie wollte gerne mit mir in die Cafeteria. Obwohl ich lieber liegen geblieben wäre, wollte ich ihr den Wunsch nicht abschlagen.

Ich stand mit wackeligen Beinen auf, ging kurz zur Toilette und kam zurück. Sie sah mich an und meinte dann zum Glück: „Lass uns lieber hierbleiben." Ich muss sehr blass gewesen sein. Seitdem weiß ich, dass ich mehr auf meinem Körper hören muss.

Er gibt mir vor, ob ich etwas unternehmen kann oder nicht. Es fällt mir nicht immer leicht mich dementsprechend einzuschränken, aber mir bleibt nichts anderes übrig. Noch immer war ich auf den Strohhalm angewiesen. Wenn meine neue Leidensgenossin und ich in die Cafeteria gingen, war es schwierig, meinen geliebten Espresso zu genießen. Er musste lange abkühlen, bis er nicht mehr zu heiß war. Vorsichtshalber hatte ich immer einen Strohhalm mit dabei, doch die Cafeteria der Klinik hatte auch Strohhalme vorrätig.

Wenn ich das erste Mal wieder meinen Espresso normal trinken würde?

Darauf freute ich mich schon. Das war mein nächstes Ziel.

Wenn kleine Kinder in der Cafeteria anwesend waren, konnte ich kein Geschrei ertragen. Das hatte mir früher nie etwas ausgemacht, doch ich hatte das Gefühl, dass mein

Kopf zerspringen würde. In solchen Momenten musste ich die Cafeteria schnell verlassen.

An die Klinik grenzte ein wunderschöner großer Park. Mein Freund schob mich öfters mit dem Rollstuhl durch die Anlage. Meine Terrassentür grenzte an diesen Park, doch leider war es sehr kalt, als ich dort war. Es schneite und fror hin und wieder, so dass wir es leider nicht genießen konnten.

Im Essensraum kam anfangs die Logopädin. Sie gab mir Verbesserungsvorschläge. Beim Essen sollte ich mir einen Handspiegel besorgen, um mich beim Essen zu kontrollieren. Ich spürte durch meine rechtsseitige Gesichtslähmung nicht, ob etwas aus meinem Mundwinkel lief.

Ich solle versuchen hin und wieder vorsichtig festere Nahrung zu mir zu nehmen. Daraufhin bestellte ich mir anstatt Weißbrot, Leinsamenbrot und ein Brötchen, was ich lange zerkaute. Den Spiegel brachte mir mein Lebensgefährte mit. Die erste Bemerkung darüber, gab eine Mitpatienten an einem anderen Tisch von sich. Sie sah zu mir und sagte im Vorbeigehen, dass ich schön genug sei.

Sie hatte doch keine Ahnung.

Meine neugewonnene Freundin blieb leider nicht lange an unserem Tisch. Sie wurde neu eingestuft und durfte ab dann selbstständig in der Kantine essen. Wir beide waren sehr traurig darüber. An diesem Abend blieben wir ganz lange auf unserem Sitzplatz. Scherzhaft machte ich ihr noch den Vorschlag, dass sie wieder schlechter essen und trinken sollte.

Auch ich machte mittlerweile Fortschritte. In kleinen Schritten nahm ich, mit Absprache der Logopädin, auch selbstständig festere Nahrung zu mir. Zuerst aß ich Kartoffeln mit Soße und später Rührei. Ich steigerte mich.

Ebenso konnte ich immer besser trinken. Nach einer Weile kam ich sogar ohne einen Plastikhalm zurecht. Ich weiß noch genau, wie sehr ich mich auf meinen ersten Espresso aus einer Espressotasse freute.

Es waren die kleinen Erfolgserlebnisse, die mich glücklich machten.

Alle zwei Tage hatten wir in einer kleinen Gruppe Zirkeltraining (Ganzkörpertraining). Wir mussten abwechselnd gewisse Aufgaben auf Zeit erledigen. Zum Beispiel mussten wir immer wieder aufstehen und uns wieder hinsetzen. Das hört sich so einfach an. Für die Anderen und für mich war es jedoch Schwerstarbeit. Die ersten Male waren sehr träge, doch mein Ehrgeiz war geweckt. Schon bald hatte ich den Spitznamen „Miss Schnelli".

Die Kursleitung hatte die Aufgabe noch gar nicht ausgesprochen und ich lief schon los. Oft wurde ich ermahnt, dass ich nicht so schnell gehen solle. Schnellgehen fiel mir leichter als langsam zu gehen, da mich dies aus dem Gleichgewicht brachte. Das langsame Gehen musste trotzdem geübt werden, auch wenn ich nicht immer einsichtig war. Ich wollte so schnell wie möglich wieder normal leben können und wollte meinen Körper nicht die Zeit geben, die er benötigte.

Überwiegend hatte ich Einzeltherapie. Wenn ich in einer Gruppentherapie eingeplant wurde, hatte ich große Schwierigkeiten mitzuhalten. Ohne Hilfsmittel konnte ich keine zwei Schritte gehen und stehen. Das war sehr frustrierend für mich. Ich bekam einen Stuhl, an dem ich mich festhalten konnte. Wenn eine Praktikantin mittrainierte, unterstützte sie mich bei meinen Aufgaben. Den Rollstuhl hatte ich weitestgehend nicht mehr im Gebrauch, nur für längere Stecken. Der Rollator war und ist auch heute noch mein ständiger Begleiter.

Mein rechtes Auge, an dem der Lidschluss fehlte, musste alle zwei Stunden getropft werden. Dazu musste ich anfangs immer zum Tresen laufen, um dies von der Schwester durchführen zu lassen. Es war nicht immer möglich, diesen Termin einzuhalten. Bereits im Krankenhaus kam es zu einer starken Rötung des Auges. Ich wurde erneut dem Augenarzt vorgestellt. Der Oberarzt sagte mir, dass mein Auge zugenäht werden muss, wenn ich es nicht verlieren möchte.

Da hatte ich jetzt gar nicht mitgerechnet!

Innerlich wollte ich schreien und weglaufen.

Gibt es da nicht eine andere Möglichkeit?

Er verneinte meine Frage. Auf dem Weg in mein Zimmer traf ich zufälligerweise meine Logopädin. Doch als sie mich sah und auf mich zukam, fing ich hemmungslos an zu weinen. Mit diesem Gefühlsausbruch hatte sie nun nicht gerechnet. Der Abend war für mich gelaufen. So wirklich beruhigen ließ ich mich nicht.

Wann hört das endlich auf?

Ich wollte keine weitere Operation, keine weiteren Rückschläge oder Komplikationen.

Im Nachhinein habe ich mir die Operation am Auge schlimmer vorgestellt. Der Oberarzt operierte mich persönlich. Das war ein beruhigendes Gefühl. Er kannte mich und mein

Auge. Im OP waren alle sehr nett und zuvorkommend. Mir wurde eine Infusion angelegt und ich sollte etwas bekommen, damit ich nicht mehr so aufgeregt bin. Das wollte ich nicht, da ich Angst hatte, anschließend beim Laufen Probleme zu bekommen.

Der Pfleger spritzte mir schließlich doch etwas, worüber ich letztendlich froh war. Die Operation erlebte ich bewusst mit. Sie dauerte nicht lange und nach kurzer Zeit konnte ich zurückgebracht werden.   Durch das Auge konnte ich weiterhin sehen. Ich bekam Antibiotika getropft und sollte mich, wenn nichts außer gewöhnliches eintritt, im Januar erneut in der Praxis vorstellen.

Um meine Sensibilitäts- und Temperaturstörungen zu verbessern, bekam ich mit anderen Patienten zusammen eine Eistherapie. Wir sollten bequeme weite Kleidung tragen. Soweit ich weiß, hatten wir alle einen Jogginganzug an. Im Raum stand ein großer Kübel mit leicht gefrorenem Wasser, worin ich den linken Arm tauchte. Meinen rechten Arm konnte ich aufgrund der Kälte nicht eintauchen.

Ich spürte die Kälte am linken Arm nicht, deswegen musste ich vorsichtig sein, um ihn vor einer Unterkühlung zu schützen. An meinem Platz bekam ich ein großes Stück Eis für das linke Bein, mit dem ich es ein- und abrieb. Hier hatte ich das gleiche Problem. Wenn es zu kalt wurde, spürte ich ein unangenehmes

Gefühl. Kalt und warm konnte, und kann ich bis heute, nicht voneinander unterscheiden.

Eine meiner Therapeutinnen wollte, dass ich im Schwimmbecken trainiere. Nachdem mir mein Badeanzug gebracht wurde, ging ich dorthin. Sie selber war nicht dort, sondern ein Kollege. Ich hatte Angst, weil ich dachte, dass Übungen im Wasser noch zu schwer wären.

Der Trainer überredete mich, es wenigstens zu versuchen. Er würde auf mich aufpassen und mir würde nichts passieren. Nun ging ich übervorsichtig die Stufen in das Becken. Im Wasser waren seitlich Handgriffe, da konnte ich mich super festhalten. Im Wasser fielen mir die Übungen viel leichter. Das Schlimmste war das Rein- und Rauskommen.

Mit der Zeit bekam ich immer mehr Sicherheit. Anfangs war der Trainer in meiner Nähe, doch später hatte ich mehr Vertrauen in mich. Ich wurde motiviert, mit Hilfe eines Schwimmringes, quer durch das Schwimmbecken zu gehen. Erst war der Schreck wieder groß.

Was passiert, wenn ich falle und nicht rechtzeitig hochkomme?

Der Trainer meinte nur, dass ich, mehr Mut bräuchte. Er hatte vollstes Vertrauen in mich und traute mir viel zu. Es klappte hervorragend und ich wollte gar nicht mehr aufhören. Am Schwierigsten war es für mich, anderen zu vertrauen. Bei einem Training sollte ich mich aufs Wasser legen und mich treiben lassen. Ich musste dem Trainer vertrauen, dass ich nicht untergehe.

Später durfte ich ohne Hilfsmittel quer durch das Schwimmbecken gehen. Zwar musste ich mich sehr konzentrieren, doch es machte mir Spaß. Kurz vor meiner Entlassung war mein letzter Trainingstag im Becken. Ich fragte, ob ich schwimmen dürfe. Mein Trainer überlegte kurz und erlaubte es mir letztendlich.

Er unterstützte mich anfangs noch im Becken, doch später bekam ich Anweisungen vom Beckenrand. Ich schwamm euphorisch los, mein Körper ging nicht unter. Als ich freudestrahlend zu ihm sah, bemerkte ich, dass er in Bereitschaft war, wenn etwas passiert wäre. Ich hatte dieses Mal allerdings nicht an mir gezweifelt und war stolz auf mich.

In den letzten Tagen meiner Reha wurde meine Zeit gestoppt, in der ich eine Strecke mit dem Rollator lief. Diese Zeiten waren relevant für meinen Entlassungsbericht. Nun durfte ich auch wieder Treppen steigen. Ich musste sehr vorsichtig gehen, um nicht ins Stolpern zu geraten.

Meine Ergotherapeutin übte mit mir das selbstständige Duschen. Die größte Schwierigkeit war es für mich, vom Sitzhocker zum Waschbecken zu gelangen. Der Boden der Dusche war so glatt wie Schmierseife. Ein guter Trick war es, ein feuchtes Handtuch dorthin zu legen, damit man nicht wegrutschen kann. Außerdem wurde geprüft, welche Hilfsmittel ich zuhause benötigen würde.

Mein Partner besorgte mir einen Rollator, einen Duschhocker und einen Haltegriff für die Dusche. Meine Entlassung war für Heiligabend geplant. Ich fühlte mich noch nicht so fit, dass ich zuhause alles alleine meistern könnte. In den Wochen zuvor war ich an den Wochenenden zwar zuhause, aber Sonntagabends fuhr ich wieder zurück in die Rehaklinik. Das gab mir ein Gefühl von Sicherheit.

6.

Zurückkämpfen ins Leben

Nachdem wir, meine Rehafreundin und ein paar andere, uns verabschiedet hatten, fuhren wir zurück nach Hause. Es war verschneit und glatt auf den Straßen.

Wie es wohl über die ganzen Feiertage werden würde? Alle Ärzte und Therapeuten hatten nur Bereitschaftsdienst. Wann würde ich meine erste Therapie haben? Mir gingen viele Gedanken durch den Kopf. Zum Glück war unsere Wohnung ebenerdig und die Duschwanne nur sechs cm erhöht. Da dürfte ich keine Probleme bekommen.

Nachmittags fuhren wir zu meiner Schwester und ihrer Familie, wo auch meine Mutter mit ihrem Lebensgefährten zu Besuch war. Es gab selbstgemachten Kuchen und es war sehr schön bei ihr.

Diese Schwester war es, die mich oft mit ihrem Mann, meiner Mutter und deren Lebensgefährten im Krankenhaus besucht hatte. Sie war sehr fürsorglich und kümmerte sich liebevoll um unsere Mutter, damit sie besser mit der neuen Situation ihrer jüngsten Tochter zurechtkommt. Darüber freute ich mich sehr. Wir hatten ein liebevolles Verhältnis zueinander. Wir sahen uns zwar nicht besonders häufig, aber das war bei uns ganz normal.

An den Weihnachtsfeiertagen besuchten wir die Eltern meines Freundes, wo auch seine Schwester mit ihrem damaligen Freund, heutigem Ehemann, anwesend war.

Zuhause angekommen hatte meine Katze den Rollator schnell akzeptiert, nachdem sie ihn zunächst beschnuppert hatte. Über die Feiertage verwöhnte mich mein Freund sehr. Er kochte für uns und bereitete die übrigen Mahlzeiten zu. Zum Glück kochte er gerne.

Nach den Feiertagen kam die erste Therapeutin und schrieb erstmals den Aufnahmekatalog, um mich einzustufen. Die nächsten Termine würden im Januar folgen. Meine Kollegin hatte dies bereits alles für mich organisiert. Mit meinen Unterlagen begab ich mich zu meinem Hausarzt und klärte alles Weitere.

Nach den Feiertagen war ich das erste Mal größtenteils auf mich alleine gestellt. Die Zeit verging recht schnell. Um Rezepte, Verordnungen und vieles andere kümmerte sich mein Lebensgefährte. Seine Eltern fuhren mich regelmäßig zu Arztterminen und erledigten sehr viel für mich.

Eine meiner Schwestern schenkte mir ein Ergometer für die Wohnung, die andere ein Fitnessgerät für mein Gleichgewicht. Ich hatte zwar Schwierigkeiten damit zu üben, doch ich freute mich sehr über die Geste. Es war total lieb gemeint und es tat sehr gut, besorgte Schwestern zu haben. Später habe ich das Fitnessgerät für ein Laufband eingetauscht.

Meine Freunde arbeiteten zwar viel, doch wenn sie Zeit hatten, durfte ich sie ebenfalls um Hilfe bitten. Wenn niemand Zeit hatte, bestellte ich mir ein Taxi. Selbstständiges Autofahren wurde mir von den Ärzten verboten.

Anfang Januar begannen meine Therapien: Logopädie, Ergo und Krankengymnastik. Es war eine Umstellung und ich musste Vertrauen zu den Therapeuten aufbauen. Wir waren in einem Alter und verstanden uns auf Anhieb gut. Wir teilten gleiche Interessen, wie wandern, mittelalterliche Märkte, Fernreisen und noch einiges mehr.

Mein Kontrolltermin im Januar beim Augenarzt war zufriedenstellend. Im Februar musste ich mich wieder in Oldenburg vorstellen. Das Auge war verheilt und die Entzündung zurückgegangen. Das zugenähte Auge wurde wieder geöffnet. Jetzt wollte ich darauf aufpassen, dass ich mein Auge alle zwei Stunden tropfe. Zuhause war es besser einzuhalten, als in der Reha.

Trotzdem kam es nach einer Weile wieder zu Entzündungen. Mein Auge trocknete vom Wind oder kalter Luft aus. Ein anderer Augenarzt riet mir, das Auge etwas seitlich zuzunähen, praktisch zu verkleinern, damit es besser geschützt ist. Schweren Herzens willigte ich ein und eine ambulante Operation erfolgte im Mai 2010. Der Arzt versicherte mir, dass die Naht innerhalb von 5 Jahren Jahren wieder eröffnet werden könnte. Die Entzündungen reduzierten sich seitdem.

Meine Ergotherapeutin brachte mir mit viel Geduld das Fahren auf dem Dreirad bei. Dieses hatte mir meine Kollegin gebraucht und umsonst besorgt. Das Dreirad stand zuhause auf unserer Terrasse. Als ich mich drauf setzte, war ich mir sicher, dass ich schief sitze und gleich herunterfallen würde.

Mein Partner sagte mir, dass ich gerade sitzen würde, doch ich spürte es anders. Erst meine Ergotherapeutin konnte mich verstehen und schaffte es, Vertrauen aufzubauen. Sie nahm mir die Angst, seitlich zu fallen. Sie stellte sich an meine angeblich schiefe Seite und hielt mich so lange fest, bis ich das Gefühl hatte, gerade zu sitzen.

Als ich endlich das Bewusstsein hatte, nicht mehr zu fallen, fing die nächste Schwierigkeit an. Ich musste es üben, mit dem Dreirad

Kurven zu fahren. Mit einem normalen Fahrrad kann man die Kurven knapp und eng fahren, doch mit einem Dreirad musste ein großer Bogen gefahren werden. Dies war nicht einfach. Besonders Bürgersteige stellten eine große Herausforderung dar.

Als ich Tickets für eine Veranstaltung für einen Geburtstag besorgen wollte, fuhr ich mit dem Fahrrad los. Ich blieb auf dem Bürgersteig, da die Straße stark befahren war. Das Problem ergab sich ungefähr nach der Hälfte der Strecke, als der Bürgersteig sehr uneben wurde. Ich musste einige Schlaglöcher umfahren.

Plötzlich war links ein Graben zu sehen und rechts von mir war die Straße. Ich drohte zu kippen. Es kam Panik hoch und ich traute mich nicht weiterzufahren. Ich blieb wie angewurzelt stehen und wusste nicht was ich machen sollte. Ich traute mich nicht, mich zu bewegen, denn wenn das Fahrrad kippt, falle ich in den Graben. Also wartete ich ab und überlegte, was ich tun kann.

An einem Haus, an dem ich schon sehr holprig vorbeigefahren war, hatte ich ein Ehepaar im Garten gesehen. Der Mann hatte mir nachgeschaut und mich hilflos stehen sehen. Er kam angerannt und fragte mich, ob er helfen könne. Ich schilderte ihm meine Panik und er half mir über die Straße. Er versicherte sich noch, ob es ab dort alleine gehen würde. Ich bejahte es. Ab hier war es wieder eben und ich konnte alleine weiterfahren. Tausend

Dank gilt dem Herrn. Er war mein Glücksengel in der Not. Seitdem bin ich nur noch bekannte Strecken mit dem Rad gefahren.

Meine Ergotherapeutin förderte mich, selbständig zu werden. Auch das Busfahren musste geübt werden. Wir verabredeten eine feste Zeit und liefen mit dem Rollator zu der Bushaltestelle. Von meiner Wohnung aus befand sich die Bushaltestelle nur ein paar Gehminuten entfernt.

Der Busfahrer wurde informiert, dass wir das Ein- und Aussteigen üben wollen und bei der nächsten Haltestelle bereits wieder aussteigen würden. Er nickte und lächelte. Das Einsteigen fand ich nicht schwer, das Aussteigen dagegen schon. Meine Therapeutin ging voran. Sie und der Busfahrer warteten geduldig, bis ich mit dem Rollator ausgestiegen war.

Das nächste Mal musste ich es alleine schaffen. Doch beim Aussteigen war meine Gleichgewichtsstörung zu groß, dass ich mich mit einer Hand im Bus am Haltegriff festhalten musste. Mit der anderen Hand stellte ich den Rollator aus dem Bus. Manchmal schwankte ich und war froh, wenn ich, ohne hinzufallen, ausgestiegen war.

Der nächste Schritt war es, in einem Bahnhof, das Gleis zu wechseln. An einigen Bahnhöfen gibt es keinen Fahrstuhl, weswegen ich das Treppenlaufen üben musste. Damals hatte unser Bahnhof noch keinen Fahrstuhl, aber da half mir die Bahnhofsmission. Allerdings kam es manchmal vor, dass der Zug von einem anderen Gleis abfuhr. Für diesen Fall übten wir es, mit einem Gurt um den Rollator und meinen Schultern, die Treppen zu gehen.

Die anderen Reisenden im Bahnhof sahen uns aufmerksam zu. Normalerweise regelte ich Zugfahrten mit der Bahnhofsmission, die mir Ein- und Ausstiegshilfe leisteten. Aber für den Fall, wenn der Zug Verspätung hatte, ich falsch ausgestiegen war oder es keinen Fahrstuhl gab, brauchte ich einen Notfallplan.

Die Logopädin stimulierte die Muskulatur und die Nerven mit Eis, Massagen und Ausstreichen der rechten Gesichtshälfte. Sie trainiert den Lidschluss, da er nicht vollständig schloss. Ich musste zudem unterschiedliche Gesichtsmimik durchführen. Die Aussprache und Kräftigung der Zungenmuskulatur wird zusätzlich mit verschiedenen Silben geübt. Die Logopädin war mir auch sonst eine große Stütze.

Bei ihr durfte ich laut denken und meine Probleme ansprechen. Ihr guter Rat half mir sehr. Vieles konnte ich, nach Gesprächen mit ihr, besser verstehen. Sie stärkte mir den Rücken und ließ mich von oben auf die Sachlage sehen. Durch sie bekam ich einen realen Blick auf die Dinge, aber es war eine verdammt lange harte Zeit.

Meine Krankengymnastin förderte die Kräftigung meiner Bein- und Armmuskulatur. Wir liefen öfters eine längere Strecke mit Stöcken oder Rollator, übten das Hinfallen und Wiederaufstehen und das Treppensteigen. Um meine Reaktionsfähigkeit zu verbessern, übte sie das Werfen und Fangen mit mir. Wir übten mit einem Kissen.

Da ich nach einer Weile unter starken Schulter- und Nackenschmerzen litt, bekam ich zusätzlich Massage. Die Beweglichkeit des Kiefergelenkes wurde gefördert, da die Mundöffnung sehr eingeschränkt war. Auch die Krankengymnastin hatte immer ein Ohr für mich offen. Sie lud mich sogar zu ihrer Hochzeit ein. Der Altersunterschied zu ihrem Mann war genauso groß, wie bei meinem Freund und mir, jedoch umgekehrt. Meine Krankengymnastin bestärkte mich darin noch eine weitere Operation durchführen zu lassen, da mich meine gelähmte rechte Gesichtshälfte sehr entstellte und mein Sprechen erheblich einschränkte.

Abends spazierten mein Lebensgefährte und ich des Öfteren. Wir wohnten am Stadtrand einer Kleinstadt mit ca. 34500 Einwohnern. Hier konnte ich zu Fuß alles erreichen. Es gibt Supermärkte, Bäcker, Post, Sparkasse, Blumenladen, Souvenirs, Bücher, Steuerberater und Zahnärzte. Anfangs waren die Strecken sehr mühsam. Dies besserte sich jedoch nach und nach.

Im Frühjahr 2013 absolvierte ich einige Fahrstunden. Mein Neurologe, mein Neurochirurg und mein Augenarzt bescheinigten mir, dass sie ihrerseits keine Einwände hätten, dass ich wieder ein Fahrzeug führe. Sie rieten mir allerdings ein paar Fahrstunden mit einem Automatikwagen zu nehmen.

Das war auch gut so, denn ich hatte Schwierigkeiten mit der Geschwindigkeit. Ich kroch wie eine Schnecke über die Straßen. Anfänglich traute ich mich nicht über eine stark befahrene Kreuzung zu fahren. Aber mein Fahrlehrer traute es mir zu und sagte, ich solle ihm vertrauen.

Nach kurzer Zeit fuhr ich wieder sicher im Straßenverkehr. Da mein Lebensgefährte und ich unterwegs gewesen sind und ich mir einen kleinen Smart gekauft habe, bat ich meinen Fahrlehrer, ob wir eine Fahrstunde in meinem Auto machen könnten. Er willigte ein und ich lernte mein kleines Auto besser kennen.

Ich war so stolz, dass ich wieder an Selbständigkeit dazugewonnen hatte, denn die Busverbindungen waren in meiner Heimatstadt rar. Jetzt könnte ich auch meine Mutter häufiger besuchen.

Anfänglich fuhr ich noch sehr vorsichtig. Der Vater meines Freundes bestärkte mich darin, so zu fahren, dass ich mich sicher fühle. Mein Fahrstil wurde immer sicherer. Ein- bis Zwei Mal monatlich hatte die Mutter meines Freundes mich regelmäßig zur Psychologin gefahren.

Jetzt konnte ich dieses wieder selbstständig übernehmen. Auch zu den MRT-Kontrollen fuhr ich selbst. Im Fahrzeug hatte ich keine Gleichgewichtsprobleme. Die Straßen sind eben und ich sitze. Mein Neurologe meinte scherzhaft zu mir, ob die Polizei mich noch nicht angehalten hätte. Ich machte den Eindruck, als hätte ich getrunken, da ich beim Laufen zum Auto sehr schwankte.

Die Psychologin war die Einzige, die mit mir auf meine erste Fahrt mit meinem Auto anstoßen wollte, natürlich mit alkoholfreiem Sekt. Ich fuhr nur kurze Strecken, da meine Konzentration über eine längere Strecke damals nachließ. An den Wochenenden und generell weitere Strecken fuhr mein Lebensgefährte.

7.

Befund im Kontroll-MRT

Kurz nach der Entlassung aus der Reha stand mein erstes Kontroll-MRT an. Mit diesen Bildern musste ich mich erneut bei der MVZ vorstellen. Im MRT, der engen Röhre, hatte ich Platzangst. Man empfahl mir, beim nächsten MRT einen Ort weiter zu fahren. Die Praxis gehörte auch zu Ihnen und hätte eine größere Röhre. Diese Information nahm ich fürs nächste Mal dankbar an.

Einige Tage vor der Untersuchung kroch Angst in mir auf.

Hoffentlich ist alles in Ordnung!

Schließlich sitze ich auf einem Pulverfass!

Zur Wiedervorstellung fuhr mein Freund mich und blieb auch beim Gespräch dabei. Es war alles in Ordnung. Wir waren so erleichtert. Ich wollte noch Einzelheiten zur Operation wissen. Nachdem mein Freund eine Frage stellte, bekam er eine freche Antwort. Er solle die Therapeuten fragen.

Daraufhin verließen wir die Praxis recht schnell. In der Praxis sprach die Oberärztin mit uns, weshalb meine erste Bettnachbarin das Krankenhaus verlassen wollte. Mittlerweile arbeitet sie nicht mehr dort.

Im April 2010 bekam ich heftige Kopfschmerzen und eine akute Hörminderung rechts. Ich hatte einen Hörsturz und wurde daraufhin sofort therapiert. Zuhause bekam ich starken

Schwindel. Ich rief beim HNO-Arzt an und berichtete ihm davon. Wegen meiner Vorgeschichte wurde die Therapie abgebrochen. Die Hörminderung blieb und im weiteren Verlauf wurde mir ein Hörgerät verschrieben.

Beim nächsten Vorstellungstermin mit neuen MRT-Bildern vom Juni 2010, war ein anderer Arzt anwesend. Er sah sich die Bilder an und meinte, dass alles in Ordnung wäre. Ich sollte mir keine Sorgen machen.

Doch drei andere Ärzte hatten auf den Bildern einen Befund festgestellt. Unterhalb des OP-Gebietes sahen sie einen Schatten. Es wurde ein erneutes Wachstum des Tumors vermutet. Zur weiteren Diagnostik wurden die MRT-Bilder in einer Tumorkonferenz vorgestellt. Eine Biopsie aus diesem Gebiet zu entnehmen, wurde als zu risikoreich eingestuft.

Meine Schwester aus Leipzig fuhr mit mir zum Neurochirurgen nach Köln. Anschließend blieb ich noch ein paar Tage bei ihr und wir bangten gemeinsam, was bei der Tumorkonferenz der Ärzte entschieden wird. Meine Nervosität stieg. Ich stolperte mehr als sonst.

Zur weiteren Abklärung wurde ich stationär aufgenommen. Es wurde eine Lumbalpunktion durchgeführt. Es wurde, aus dem Spinalkanal des Rückenmarks, eine Probe vom Liquor (Nervenwasser) entnommen. Diese Flüssigkeit wurde auf einen entzündlichen Prozess im

Gehirn untersucht. Es stellte sich heraus, dass keine Entzündung vorlag.

Während der Visite waren die Ärzte sehr ernst. Vor meiner Entlassung wurde ein erneutes MRT-Bild gemacht. Meine Bettnachbarin war vor mir im MRT und hatte die Untersuchung abgebrochen. Vor der Untersuchung fragte ich, wie lange sie dauern würde. Hier brauchte ich zum Glück nur 15 Minuten. Je öfter ich in die Röhre musste, desto schlimmer wurde meine Platzangst.

Ich hätte zwar jederzeit abbrechen können, aber dann hätten sie von vorne beginnen müssen. Also zählte ich immer wieder ganz langsam von eins bis sechzig, sodass ich ungefähr wusste, wieviel Zeit vergangen war. Der

Befund hatte sich nicht verändert, also auch nicht verschlechtert. Vor meiner Entlassung sprach ich noch mit der Ärztin. Sie machte mir keine großen Hoffnungen, sprach von fünf Jahren. Ich solle ruhig in den Urlaub fahren.

Mein Freund holte mich aus der Klinik ab und wir fuhren wie geplant nach Usedom. Meine Schwester aus Stuttgart rief mich täglich an. Ich war relativ gefasst. Da ich mal gehört hatte, dass man mit seinem Tumor sprechen sollte, gab ich ihm einen Namen. Ich nannte ihn „Vito".

Mein Lebensgefährte und ich sprachen viel über „Vito". Das hörte sich auch nicht so schlimm an, als würden wir Tumor sagen.

Zeitweise scherzte ich sogar damit. Wenn zum Beispiel meine Gangunsicherheit zunahm und ich drohte zu fallen, sagte ich zu meinem Partner, dass „Vito" nicht gut drauf sei. Der Urlaub war für uns sehr erholsam.

Ich telefonierte mit meiner Schwester aus Leipzig, die früher jahrelang in Hannover gelebt hatte. Sie erzählte mir von einer privaten Klinik in Hannover, der INI. Das Gebäude sieht einem Gehirn ähnlich. Der Professor soll angeblich Ägypter sein und weltweit würden Patienten dorthin reisen, um sich operieren zu lassen. Wir besprachen, dass sie sich um einen Termin kümmern würde. Ich müsste die Kosten selbst tragen, aber das war es mir wert. Schließlich könnte mein Leben davon abhängen. Ich wollte nichts unversucht lassen.

Ende September 2010 begaben meine Schwester und ich uns in die Ambulanz des gigantischen Gebäudes. Es war alles sehr gut aufzufinden. Ich hatte sämtliche Unterlagen mitgebracht. Der Oberarzt schaute sich die alten und neuen MRT-Bilder an. Eine erneute Operation hielt er nicht für erforderlich. Er empfahl weitere MRT-Kontrollen in vier- bis sechsmonatigen Abständen und weitere Beobachtungskontrollen. Diese Aussage beruhigte mich etwas.

In einer Unterhaltung mit meiner Rehafreundin sprachen wir über ihren Neurochirurgen aus Berlin. Ihre schwierige komplizierte Operation, die mit einer weiteren Operation von ihm im Fernsehen ausgestrahlt wurde, hatte mich sehr fasziniert. Einer von uns kam auf den Gedanken, sich dort auch vorzustellen. Zwar waren die Aussagen meiner Ärzte eindeutig gewesen, doch sie sagten mir auch, dass das Risiko bei einer erneuten Operation zu groß sei.

Ich wollte Sicherheit!

Was ist, wenn es wieder wächst?

Ich recherchierte im Internet, bis ich die Telefonnummer des Arztes aus Berlin fand. Ich rief an und bat um ein Vorstellungstermin. Diesen erhielt ich für den Februar 2011. Ich bat meine Schwester, ob sie mich auch dieses

Mal hinfahren würde. Ich freute mich riesig, als sie mir zusagte. Alleine würde ich mich dort niemals zurechtfinden. Es ähnelte einem Labyrinth.

Dort angekommen saßen viele Patienten im Wartezimmer und wir mussten unheimlich lange warten. Doch auch der Arzt sah bei jetzigem stabilen Befundstatus keine Operations-Indikation. Nur dieses Mal wurde mir gesagt, dass wenn der Tumor wachsen sollte, könnte ein neurochirurgischer Eingriff vorgenommen werden. Es wurden weitere MRT Verlaufskontrollen empfohlen. Es war sehr beeindruckend, als der Operateur, der im TV operiert hatte, mich beriet.

Ich war so erleichtert und meine Schwester freute sich mit mir.

Regelmäßig stellte ich mich mit neuen MRT-Bildern in Köln bei meinem Neurochirurgen vor. Da sich keine Veränderungen zeigten und der Befund stabil blieb, konnten die Kontrollen von monatlich auf jährlich reduziert werden. Da mich das Sprechen noch sehr anstrengte, weil der rechte Mundwinkel herunterhing und ich immer gegen die Lippe ansprach, wurde mir zu einer Zügelungsplastik geraten. Eine Anhebung des rechten Mundwinkels sollte vorgenommen werden, damit die rechte Gesichtshälfte wieder symmetrisch zu linken Gesichtshälfte steht.

Ich besorgte mir einen Termin (Ende März 2011) in Nürnberg. Ich hatte gehört, dass die Klinik diesbezüglich einen guten Ruf hat. Mein Lebensgefährte und ich fuhren über Leipzig, wo wir das Wochenende verbrachten, nach Nürnberg. Dort wurden wir sehr gut beraten und der Arzt nahm sich viel Zeit um uns ausführlich die Vor- und Nachteile zu erklären. Die Operation würde allerdings in einer anderen Klinik stattfinden.

Im Oktober/November 2011 bekam ich für 4 Wochen eine Rehamaßnahme in der Klinik in Soltau bewilligt. Neben meinen gewohnten Therapien (Logo, Ergo, KG) wurden in Werkstätten Glasvasen mit Mosaiksteinchen und Schachteln mit Serviettentechnik beklebt. Die

Fortschrittlichen bauten Vogelhäuschen oder Herrnhuter Sterne.

Abends wurden freiwillige Kurse angeboten, z.B. singen oder Rhythmusspiele. Es wurde sehr viel gelacht, denn es hat wirklich Spaß gemacht. In der Klinik wurde getestet, ob bei mir eine Krampfbereitschaft besteht. Ich wurde am EEG angeschlossen und bekam für eine gewisse Zeit starke Lichtimpulse. Ein Anfallsleiden wurde ausgeschlossen. Wegen meiner Fehlstellung des rechten Auges riet man mir zu einer Schiel-Operation.

Im Verlauf des Aufenthaltes wurde meine Gehstrecke mit dem Rollator verbessert. An einem Wochenende buchte ich ein Beistellbett für mein Zimmer. Mein Partner durfte bei mir übernachten. Das andere Wochenende besuchten mich seine Eltern. Auch meine Schwester aus Leipzig überraschte mich mit einer gemeinsamen Bekannten.

Wir hatten einen großen Aufenthaltsraum, wo am Nachmittag gemeinsam Kaffee oder Tee getrunken werden konnte. Dieser Raum war sehr zentral gelegen. Von dort aus ging es rechts zur Pflegestation und zum Schwesternzimmer. Links herum befand sich ein Arztzimmer sowie Patientenzimmer. Mein Zimmer war das erste nach dem Fahrstuhl, leider hatte ich hier keinen Handyempfang.

Unten befand sich der Essenssaal. Wir bekamen alle einen festen Platz zugewiesen. Meine Tischnachbarn waren sehr nett, aber sie waren alle drei am Burnout erkrankt. In ihrer Freizeit waren sie viel unterwegs, machten Waldspaziergänge, fuhren zum nahegelegenen Tierheim und liefen mit den Hunden oder radelten in die Stadt. Ihre Therapie bestand darin sich viel zu bewegen und aktiv zu sein. Das waren Unternehmungen, wo ich nicht dran teilnehmen konnte. Ich war oft alleine und verspürte Heimweh. Ich freute mich auf mein Zuhause und fieberte meiner Entlassung entgegen.

8.

Weitere Operationen

nahm ich in Kauf, um wieder

normaler auszusehen

Die Schiel-Operation besprach ich mit meinem Augenarzt. Die Operation wurde nicht in dieser Klinik durchgeführt. Darum stellte ich mich mit den Unterlagen in der Uniklinik Köln vor. Eine Freundin meiner Schwester wohnte dort und wir konnten bei ihr übernachten.

Nach mehreren Untersuchungen und Wiedervorstellungen wurde ich Mitte März 2012 erfolgreich am Auge operiert. Meine Schwester bot mir auch dieses Mal an, mich hin- und zurückzubringen. Der Aufnahmetag war anstrengend. Wir mussten die weite Fahrt von Leipzig nach Köln und Untersuchungen im Nebengebäude auf uns nehmen. In meinem Zimmer war alles abgedunkelt, da die beiden anderen Frauen frisch operiert waren.

Wir suchten auf dem riesigen Klinikgelände die Kantine beziehungsweise die Cafeteria. Ich glaube es war die dritte Etage. Die Sonne schien und wir hatten das Glück, draußen auf dem Balkon, ein Plätzchen in der Sonne zu erhaschen. So langsam wurde ich auch nervös. Ich war froh, dass meine Schwester versuchte mich abzulenken und aufzumuntern.

Zum Abendbrot war ich rechtzeitig wieder in meinem Zimmer. Meine Schwester sagte noch zu mir, dass ich vor der Narkose an etwas Schönes aus meinem Leben denken sollte. Mit diesem Gedanken sollte ich wieder wach werden. Nachts überlegte ich mir zwei besonders schöne Dinge, an die ich vor der Narkose denken wollte.

Der Morgen der Operation war da. Im Vorraum zum Operationssaal hörte ich die Ärzte und Schwestern sprechen, wie sie ein Kind beruhigten. Als die OP-Schwester kam, war ich erleichtert. Es ging los! Alle waren sehr nett zu mir. Bevor ich einschlief, dachte ich an meine Katze. Als ich meinen Namen hörte und so langsam wach wurde, sagte ich zu der OP-Schwester, dass meine Katze „Jule" heißt.

Es hatte tatsächlich funktioniert!

Das mache ich jetzt immer so.

Ich wachte mit einem guten Gefühl wieder auf. Ich war zwar schnell wieder fit, aber sehr müde. Ich schrieb meiner Schwester per Handy, dass sie den Nachmittag gerne mit ihrer guten Freundin verbringen könnte, weil ich sowieso nur schlafen würde. Als sie dann abends kam, freuten wir uns beide aufeinander.

Abends wurde der Verband vom Auge genommen und ich war erleichtert und glücklich. Endlich konnte ich wieder mit beiden Augen geradeaus schauen. Das war ein tolles Gefühl! Was für die meisten Menschen selbstverständlich ist, war jetzt auch für mich wieder zur Normalität geworden.

Am Tag darauf wurde ich bereits wieder entlassen. Wir fuhren nach Ostfriesland zu meiner Mutter und tranken mit ihr und dem Lebensgefährten einen Ostfriesentee. Danach fuhren wir zu meinem Freund, der noch gar nicht mit mir rechnete.

Im Sommer 2013 erfuhr ich, dass in Stuttgart eine plastische Gesichtschirurgie sei, die eine Sprechstunde für „Nervus Facialis Lähmungen" anbietet. Dieser Gesichtsnerv war bei mir gelähmt. Ich habe mir in Stuttgart einen Termin geben lassen, um mich dort vorzustellen. Diesen hatte ich auf den späten Nachmittag legen lassen, damit ich genug Zeit hatte, vom Bahnhof zum Hospital zu gelangen. Zusammen mit meinem Freund hatten wir ein Hotel in der Nähe der Klinik rausgesucht, damit ich mit dem Rollator bequem hin- und herkomme.

Eine Übernachtung war notwendig, da die einfache Zugfahrt mindestens sechs bis sieben Stunden dauerte. Die Fahrt war also schon anstrengend genug. Leider konnte ich nicht bei meiner Schwester, die in der Nähe wohnte, übernachten. Aus diesem Grund buchten wir ein Hotel.

An dem Vorstellungstag war es außergewöhnlich heiß. Es war an einem Montag. Es war Anfang August. Früh am Morgen stieg ich in den Zug. Ich musste ein Mal umsteigen. Unterwegs hielten wir an. es kam eine Durchsage, dass es Probleme, wegen der Hitze gab. Es würde gleich weitergehen, doch wir wurden immer wieder vertröstet. Zwei Stunden standen wir mitten im Nirgendwo.

Ich rechnete mir aus, dass wenn es gleich weitergehen würde, ich es noch rechtzeitig zum Termin schaffen könnte. Aber wir mussten weiter warten. Schließlich kam eine Durchsage, dass unterwegs eine Lok gebrannt hätte. Der Brand war gelöscht, wir fuhren weiter und nahmen alle Passagiere des anderen Zuges auf. Da die Gänge überfüllt waren, fuhren wir extrem langsam. Beim nächsten Bahnhof mussten die Zugestiegenen wieder aussteigen. Es sollte sich dort um sie gekümmert werden.

Eine weitere Durchsage, dass der Zug nicht mehr in Stuttgart, sondern in Mannheim endet, folgte. Jetzt kam bei mir Panik auf. Ich hatte meinen Termin verpasst. Wie komme ich von Mannheim weg? In meiner Verzweiflung rief ich meinen Freund an. Er versuchte mich zu beruhigen. Er würde im Krankenhaus anrufen, ob ich später kommen könnte und suchte mir einen Zug von Mannheim nach Stuttgart heraus.

Ich rief im Hotel an, dass ich im Zug festsitze aber 100 % kommen würde und sie mein Zimmer nicht vergeben sollen. Sie ließen sich nicht drauf ein. Wenn ich bis 20.00 Uhr nicht dort sei, könnten sie für nichts garantieren. Nur mit einer Anzahlung würden sie das Zimmer reservieren. Wie sollte ich das in so kurzer Zeit vom Zug aus machen? Mein Freund hatte mir eine Zugverbindung rausge-sucht und in der Klinik angerufen.

In Stuttgart auf dem Bahnhof war ich dann gegen 18.30 Uhr. Ich rief meinen Lebensgefährten erneut an, ob ich jetzt noch zur Klinik fahren solle. Dann dachte ich mir, dass ich es zumindest versuchen sollte. Wenn es nicht klappen würde, dann sollte es nicht sein. Die ganze Strapaze wären also umsonst gewesen. Mein Taxifahrer zeigte mir das Hotel, zu dem ich anschließend hin musste.

Die Sprechstunde war zum Glück ganz einfach zu finden. Die Arzthelferin wollte gleich Feierabend machen. Sie sagte, dass ich Glück hätte. Der operierende Oberarzt hat Bereitschaftsdienst und war an dem Abend da. Er nahm mich noch dran und erklärte mir alles. Ich solle mich wieder melden. Im Hotel war ich sogar noch rechtzeitig.

Alles geschafft!

Es mussten noch einige Formalitäten geklärt werden, zum Beispiel Untersuchungen vom Facharzt und die Genehmigung meiner Krankenkasse. Als endlich alles geklärt war, meldete ich mich für einen OP-Termin im November 2013 an.

Kurz vor dem OP-Termin bekam ich große Angst und sagte nach vielen Überlegungen den Termin ab beziehungsweise verschob ihn aufs nächste Jahr. Ich brauchte etwas mehr Bedenkzeit. Allerdings sollte ich auch nicht mehr zu lange mit der Entscheidung für die Operation warten. Als auch der zweite Termin näherkam, bekam ich wieder Ängste.

Soll ich das Risiko wirklich eingehen?

Was passiert, wenn es schief geht?

Doch wenn ich mich jetzt nicht traue, dann könnte ich es irgendwann später bereuen.

Augen zu und durch!

Mein Lebensgefährte brachte mich zur Klinik. Ich hatte das Glück, dass eine jüngere Patientin mit mir auf meinem Zimmer lag, die schon mehrfach kompliziertere Operationen hatte. Sie erzählte mir, dass bei ihr der Nerv von der einen Gesichtshälfte mit den Nerven der anderen Gesichtshälfte verbunden wurde. Anschließend hatte sie keine Lähmungserscheinungen mehr. Dieses war bei mir nicht möglich. Sie machte mir Mut und ich war erleichtert hergekommen zu sein.

In dieser Klinik riet der operierende Oberarzt mir, das rechte Auge direkt mit zu operieren, um die untere Lidfalte zu straffen. So könnten sich dort nicht mehr so viele Bakterien ansammeln und es würde zu weniger Entzündungen kommen.

Das Vorgehen besprach ich mit meinem Augenarzt in meinem Heimatort. Er befürwortete es. Er meinte, wenn ich sowieso auf dem OP-Tisch liege, kann man es gleich mitoperieren. So waren es zwei Operationen in einem Abwasch, wie man so schön sagt. Also willigte ich ein.

Die Operation wurde im Mai 2014 durchgeführt und diente zur Vorbereitung für die Gesichtsstraffung im September. Ich wurde freudig überrascht, als die Schwester mit einem Paket für mich ankam. Meine Freundin wollte mich überraschen. Da die Klinik zu weit weg war, um mich zu besuchen, hatte sie mir ein Päckchen geschickt.

Bei der Operation wurden aus der rechten äußeren Ohrmuschel Knorpel entnommen und in die Nasolabialfalte eingesetzt, d.h. vom Nasenflügel zum Mundwinkel hin. Dieses dient zur Vorbereitung auf die Zügelung.

Am selben Tag, direkt nach der Operation, hatte ich ein trauriges Erlebnis. Mir wurde vorgeworfen, warum ich mir keine Klinik näher an meinem Heimatort gesucht hätte. Ich war enttäuscht, dass meine Entscheidung nicht respektiert wurde. Ich war vorher alle Möglichkeiten durchgegangen. Ein sehr guter Arzt hatte sich für mich informiert und die beste Klinik rausgesucht.

Am Freitag war die Operation und Montag sollte der erste Verbandswechsel durchgeführt werden. Am Samstagabend war mein Körper übersät mit roten Pünktchen. Ich hatte eine allergische Reaktion. Als ich die Pünktchen bemerkte und klingelte, war der Bereitschaftsarzt bereits im Dienst. Vielleicht lag die Allergie wieder an der Bettwäsche. Die Schwestern der Station boten mir an, meine Bettwäsche separat zu waschen, doch diese könnte ich erst am Tag darauf bekommen.

Zum Glück hatte ich ein großes Badetuch mit, mit dem ich mich in der Nacht einwickeln konnte. Meine Bettdecke legte ich dann über das Handtuch, damit ich nicht mit ihr in Berührung kam. Am Sonntagvormittag besuchte mich ganz spontan mein Lebensgefährte. Er hatte die Idee am Abend zuvor und fuhr die weite Strecke ganz alleine.

Insgeheim hatte er gehofft, mich mit zurücknehmen zu können. Das war leider viel zu früh, denn die Nachkontrolle fand am anderen Tag statt und die Allergie musste abgeklärt werden. Ob es wirklich nur an der Bettwäsche lag?

Wir hatten die Rückreise nicht weiter besprochen. Eigentlich hatte meine Schwester uns

vor einem halben Jahr angeboten, mich abzuholen. Sie sei zu dieser Zeit sowieso in der
Nähe, um eine Freundin zu besuchen. Der
Besuch fand dann doch nicht statt. Ich hatte
mich also auf meinen Freund verlassen, dass
er meine Rückreise regelt. Er konnte bei der
Arbeit jedoch kein „frei" bekommen. Als Al-
ternative müsste ich den Zug nehmen. Ganz
wohl war mir bei dem Gedanken nicht.

*Mit einem Kopfverband, Gepäck und Rollator
Zugfahren?*

Und was ist, wenn ich umsteigen muss?

Wie sollte das funktionieren?

Ich war ratlos.

Mein Freund und ich überlegten uns, welche Alternativen wir noch hätten. Er rief seine Eltern an und gab mir den Hörer. Ich fragte seine Mutter, ob es eine Möglichkeit gibt, dass sie mich abholt. Sie sagte sofort zu. Wir waren sehr erleichtert. Mein Lebensgefährte fuhr die weite Strecke wieder zurück. Ich bewunderte ihn sehr, denn er hatte nicht viel geschlafen. Abends rief er an, dass er wohlbehalten zuhause angekommen war.

Am Montag sah alles komplikationslos aus. Auch die Allergie war rückläufig. Auch meine Extrabettwäsche hatte ich zu dem Zeitpunkt bereits bekommen. Alle waren sehr fürsorglich. Am Mittwoch wurde ich entlassen und die Eltern meines Freundes holten mich ab. Sie legten eine Zwischenübernachtung unterwegs ein und waren Mittwochvormittag, nach der Visite, bei mir. Es war eine lange Autofahrt. Wir machten ein paar Pausen und ich konnte mich hinten hinlegen und ausruhen. Ich war ihnen so dankbar, dass sie die lange Strecke auf sich genommen hatten, um mich abzuholen

Jetzt mussten die Knorpelanker verheilen und sich anlegen. Dafür wurden ungefähr dreieinhalb Monate eingeplant. Für die zweite OP wurde mir gleich ein neuer Termin mitgegeben. Wegen meiner Allergie, sagte mir die Schwester beim Abschied, solle ich zur nächsten OP meine eigene Bettwäsche mitbringen oder hier vorher auf Station anrufen, dass sie die Extrabettwäsche dann vorrätig haben.

Es verheilte alles sehr gut. An der Stelle wo die Knorpel am Ohr entfernt wurden, war eine Mullplatte als Stütze eingesetzt, damit das Ohr seine normale Stabilität und seine äußere Rundung behält. Die Nachkontrollen konnte ich zuhause beim Klinikarzt vornehmen lassen. Anfangs habe ich ständig beide äußeren Ohrränder befühlt, ob man den Unterschied spürt und in den Spiegel geschaut, ob man einen Unterschied zum linken Ohr sieht.

Die Zeit bis zur nächsten Operation verging relativ schnell. Vorsichtshalber nahm ich dieses Mal meine eigene Bettwäsche mit. Als ich in der Klinik ankam, musste ich noch warten bis mein Zimmer frei wurde. Es war gut, dass ich mich bereits auskannte. Ich holte mir einen Kaffee. Es war ein warmer sonniger Tag. Ich ging nach draußen, wo bereits mehrere Patienten saßen.

Da es mir in der Sonne zu warm wurde, stand ich auf, um etwas auf dem Gelände hin- und herzulaufen. Als ich zur Straße laufen wollte, kam meine Schwester aus Stuttgart auf mich zu. Sie war so in Gedanken, dass sie mich gar nicht sah. Laut sprach ich ihren Namen aus und sie schaute mich verwundert an. Damit hätten wir beide nicht gerechnet! Es war ein komischer Zufall! Sie saß nämlich bereits im Taxi und ist nochmal zur Klinik gelaufen, weil sie zur Toilette musste.

Wir gingen zusammen rein. Sie hatte nicht viel Zeit, da ihr Taxifahrer auf sie wartete, aber wir konnten noch kurz reden. Da sie jetzt wusste, auf welcher Station ich liege, versprach sie, mich zu besuchen. Ich war froh, dass ich sie getroffen hatte. Meine Schwester war seit kurzem an Krebs erkrankt und bekam nach ihrer Operation eine Chemotherapie und Bestrahlungen.

Ich hatte noch ein Foto von ihr gemacht. Wenn ich es heute wieder anschaue, sehe ich, dass das Strahlen in ihren Augen fehlte. Ihr Blick war sehr traurig geworden. Als sie ein paar Tage später zu mir kam, war ich bereits operiert. Sie konnte zwar nicht lange bleiben, doch ich freute mich trotzdem sehr über ihren Besuch. Ich brachte sie noch zum Taxi. Es war das letzte Mal, wo wir uns gesehen haben.

Sie hatte fast genau zwei Jahre Ruhe vor dem Krebs, dann hatten sich erneut Metastasen gebildet. Im September 2016, kurz vor ihren Geburtstag, wurde sie nochmal operiert. Eine neue Chemotherapie lehnte sie ab. Anfang Dezember 2016 ist sie gestorben. Noch heute fehlt sie mir sehr. Ich denke an die langen Telefonate, die wir geführt und dabei gelacht haben.

Die Operation verlief ohne weitere Komplikationen, doch nach der Operation war meine rechte Gesichtshälfte stark blau verfärbt. Es sah aus, als wäre ich zusammengeschlagen worden. Es dauerte mehrere Wochen, bis die Gesichtshälfte wieder eine gesunde Farbe bekam. Nachmittags, nach der Operation, kam der Oberarzt zu mir, um sich das Ergebnis anzuschauen. Er nahm den Verband ab und die Schwester holte einen Spiegel. Als ich in den Spiegel schaute, sagte ich zu ihm, dass ich endlich wieder ein Gesicht habe.

Der Unterschied vor der Operation war gravierend. Vor der Operation hing die rechte Gesichtshälfte einfach herunter, doch durch die Straffung waren wieder Konturen sichtbar. Auch das Sprechen war leichter geworden, da die rechte Lippe nicht mehr im Weg war. Ich war zufrieden und erleichtert, dass ich diese OP endlich hinter mir hatte.

Erst einen Tag nach der Operation bezog ich mein Bett mit meiner mitgebrachten Bettwäsche. Ich wollte vermeiden, dass bei der Operation etwas verloren geht oder dreckig wird.

Spät abends zog ich das Bett ab, um es mit meiner mitgebrachten Bettwäsche zu beziehen. In dem Moment kam die Nachtschwester rein. Ich hatte den Eindruck, dass sie meine nächtliche Aktion belächelte.

Am anderen Morgen wurde ich von der Frühschicht dementsprechend begrüßt. „Sie haben gestern Nacht also ihr Bett bezogen!?", fragten sie. „Ja, das habe ich! Sollte aber eigentlich keiner mitbekommen." Meine Allergie kam trotzdem wieder. Dieses Mal machte ich mir keine Sorgen, sondern vertraute darauf, dass diese mit den Medikamenten schnell zurückgehen würde. Dem war auch so!

Zum Abschluss wurden noch Fotos gemacht und ich bekam einen Termin zur Nachkontrolle. Mein Partner holte mich ab. Ich wollte gerade die Station verlassen, als er zum Eingang hineinkam. Ein besseres Timing gab es nicht. Dieses Mal hatte er auch eine Zwischenübernachtung gemacht.

Wenn alles gut heilen würde, sollte eine Wiedervorstellung in einem halben Jahr stattfinden. Die Nachsorge und die Kontrolle fand in meiner Heimatstadt statt. Der Termin war genau an meinem Geburtstag, aber das war mir egal. Als ich mich mit den Worten „Bis Ende Februar!" verabschiedete, meinte der Arzt, dass zu dieser Zeit ein Kongress in Stuttgart sei. Ich hatte mir nichts weiter dabei gedacht.

Zuhause schaute ich frühzeitig die Zugverbindungen nach und konnte zum ganz kleinen Preis eine durchgängige Hin- und Rückfahrt buchen. Allerdings, da gerade dann der Kongress in Stuttgart stattfinden sollte, durfte ich den doppelten Preis einer Übernachtung in meinem Hotel bezahlen. Pech gehabt! Eine Verschiebung des Termins kam für mich nicht infrage.

9.

Komische Reaktionen

anderer Leute

In einem Supermarkt stand ich an einer der vielen Gefriertruhen. Dann fragte eine Frau hinter mir, ob ich sie mal vorbeilassen könne. Ihr Ton war ziemlich frech. Ich stand ihr mit meinem Rollator im Weg. Entweder hätte sie kurz warten müssen oder sie hätte einen anderen Gang benutzen können. Doch die Frau wollte unbedingt sofort an mir vorbei. Ich war ihr nicht schnell genug! Sie wollte mir die Zeit, die ich brauchte um meine Waren zu entnehmen, nicht geben.

An der Kasse eines anderen Supermarktes lud eine jüngere Frau ihre Waren auf das Fließband, bevor ich mit dem Aufladen meiner Waren fertig war. Trotz höflicher Bitte, sie möge ihre Einkäufe zurückschieben, stellte sie sich mit verschränkten Armen hin und sagte

„Nein". In dem Moment war ich perplex und überlegte, was ich tun sollte.

Meine restlichen Sachen lagen im Einkaufs-korb. Es blieb mir nur die Möglichkeit, meine Waren zu stapeln. Dieses schien mir schwie-rig, denn es hätte etwas vom Band fallen können. Ich entschied, ihre Waren zurückzu-schieben. Ich hatte mit Gegenwehr gerech-net, aber es kam nichts. Dann schob ich ihre Sachen weiter zurück, bis ich meine Waren aufgeladen hatte.

Kurz nach meiner Entlassung (Rehaklinik), ebenfalls in einem Supermarkt, als ich noch sehr entstellt aussah, blieben die Leute mit weitem Abstand von mir an der Kasse stehen. Da ich noch sehr entstellt aussah, dachten wohl viele, dass ich etwas ansteckendes hätte. Solche Momente machten mich wütend und traurig zugleich.

Als ich mit der Mutter meines Freundes beim Augenarzt im Wartezimmer saß, bemerkten wir, wie eine Frau mich permanent anstarrte. Das Starren war sehr auffällig. Keiner von uns hat in dem Moment was zu ihr gesagt. Ich traute mich nicht so recht, da meine Aussprache zu diesem Zeitpunkt noch sehr schlecht war.

In einem Urlaubsort in Italien ging ich zum Buffet, um mir mein Abendessen zusammenzustellen. Eine sehr junge Frau stand neben mir und sah mich an. Sie schaute entgeistert, stand kurz regungslos da und verlies fluchtartig das Buffet. Wir waren beide geschockt, sie über meinen Anblick und ich über ihre Reaktion. Seitdem ist es mir lieber, dass alle Anwesenden über meine Gesichtslähmung Bescheid wissen, wenn ich zu Besuch komme.

Eine langjährige Freundin brachte mich zum Bahnhof. Vorher fuhren wir ihre Tochter bei ihrer Arbeitsstätte vorbei. Im Auto meinte sie zu mir, sie hätten eine gute Tat getan. Sie meinte, die Tatsache, dass sie mich zum Bahnhof brachten.

So schnell wurde ein Freundschaftsdienst zur guten Tat! Nur weil ich jetzt ein Handicap hatte?

Auf einer Feier wollte man mich auch fotografieren. Ich erklärte, dass ich es nicht möchte. Trotzdem wurde ohne Vorwarnung ein Foto geschossen. Reflexartig hielt ich mir die Hände vor das Gesicht. Ich musste mir anhören, dass ich mich nicht so anstellen solle. Dieses passierte mir nochmals bei einem Frühstück. Ich weiß, dass es nicht böse gemeint war, doch damals war ich noch nicht soweit. Ich konnte noch nicht zu mir und meinem neuen Erscheinungsbild stehen.

Die Urlaubsvertretung meiner Therapeutin sah mich mit meinem Rollator vom Einkauf nach Hause laufen. Sie freute sich darüber, dass ich so mutig war und das Haus verlasse. Einige Wochen später erfuhr ich, dass sie krankgeschrieben sei. Sie hätte eine Allergie im Gesicht und traut sich so nicht aus dem Haus raus.

Die ersten Zugfahrten bin ich vor den Zielbahnhöfen früh aufgestanden, da ich nicht abschätzen konnte, wie lange ich zum Aussteigen brauche. Wenn der Zug fuhr, war es sehr wackelig. Als ich fast an der Tür angekommen war, meinte ein fitter junger Mann zu mir, dass ich noch genügend Zeit hätte.

Ich dachte nur: „Jaja!"

Auf einem Bahnsteig, wo der Zug von einem anderen Gleis als geplant abfuhr, kam eine Durchsage. Bei dieser Geräuschkulisse konnte ich die Ansage nicht verstehen. Ich fragte jemanden, der ebenfalls wartete, nach Hilfe.

Man schaute mich kurz an und ging weiter. Es gab leider kein Aufzug dort. Als ich in die Richtung der Treppen lief und meinen Tragegurt suchte, kam ein nicht wirklich seriöser Mann auf mich zu. Er fragte, ob er mir den Rollator zum anderen Gleis tragen solle. Ich war erstaunt über diese nette Geste und willigte selbstverständlich ein.

Im Supermarkt, wieder einmal an der Kasse, wollte ich in meinem Portemonnaie nach passendem Kleingeld schauen, als mir der Kassierer in die Geldbörse griff, um das Kleingeld selbst zu zählen, und es dann passend nahm. Überall musste es immer nur schnell gehen.

Ein enger Freund kam auf mich zu und meinte, dass meine Krankheit nicht so schlimm sei wie seine. Er würde gerne mit mir tauschen. Er fragte mich, ob ich überhaupt Schmerzen habe. Ich sollte froh sein, dass ich seine Schmerzen nicht habe. Er könnte nur spontan etwas unternehmen und nie planen. Wir hatten verabredet, dass ich ihn spontan besuche. Leider war er gerade mit seinem Enkelsohn mit dem Fahrrad unterwegs. Da habe ich ihn beneidet, denn so etwas ist bei mir nicht möglich. *Ob er immer noch tauschen will?*

10.

Meine Familie begleitet den Weg

Als Nachkömmling von noch drei Schwestern, kam ich mit einem Altersunterschied von sieben, sechs und fünf Jahren zur Welt. Dementsprechend wurde ich verwöhnt. Stritten sich die Drei über einen Gegenstand, bekam ich ihn.

Mein Vater war sehr streng. Meine älteste Schwester hat viel durchboxen müssen. Abends ausgehen wurde erlaubt, doch die Zeiten waren streng festgelegt. Bei mir waren die Zeiten nicht mehr so streng. Der Altersunterschied war für damalige Verhältnisse sehr groß. Ich war immer die kleinste zuhause. Das änderte sich jedoch später.

Meine Eltern trennten sich. Ich war noch ein Teenager und bekam es hautnah mit, da ich noch zuhause lebte. Meine älteste Schwester war später fast nur noch bei ihrem Freund, die zweite zog recht früh aus und die Dritte arbeitete tagsüber. Ich fühlte mich oft als Einzelkind. Zum Glück hatte ich eine Schulfreundin, mit der ich viel bereden konnte. Wir waren unzertrennlich.

In der Zeit, in der ich noch zuhause wohnte, hatte ich kein enges Verhältnis zu meinen Schwestern. Unsere Interessen gingen sehr weit auseinander. Als sie in der Pubertät waren, war ich noch ein Kind. Erst nachdem ich auch auszog, kamen wir uns näher.

Am besten verstand ich mich früher mit meiner zweitältesten Schwester. Sie kletterte in die höchsten Bäume und ich kam oft verdreckt vom Spielen nach Hause. Vom Typ sind wir uns sehr ähnlich gewesen. Wir waren wie Jungen in unserer Familie.

Mit der zweitjüngste Schwester hatte ich mir ein Zimmer geteilt. Damals waren wir wie Hund und Katze, doch später haben wir uns gegenseitig aufgebaut und häufig telefoniert.

Die älteste Schwester musste früher, hin und wieder auf mich aufpassen. Wir hatten nie ein enges Verhältnis, aber wir verstanden uns gut. Wir wohnten am dichtesten zusammen, doch besuchten uns gegenseitig selten. Zu unseren Geburtstagen trafen wir uns jedoch immer.

Zwischen uns allen entstand ein herzliches Verhältnis.

Das Verhältnis änderte sich schlagartig, als unsere Mutter mit schweren Verbrennungen ins Krankenhaus eingeliefert wurde. Sie hatte sich durch eine Wärmflasche verbrüht. Sie war nicht mehr ansprechbar. Ihre Füße waren am schwersten betroffen. Es kam zu einer Blutvergiftung und die Ärzte machten uns wenig Hoffnung, dass unsere Mutter wieder genesen würde.

Doch sie schaffte es!

Zu diesem Zeitpunkt war ich bereits erkrankt und legte alles daran, es richtig zu machen. Ich wollte mich wieder wichtig fühlen.

Meine Mutter wurde mit der Zeit wacher und musste „aufgepäppelt" werden. Sie bekam „Astronautenkost". Das war hochkalorische Flüssigkeit, die dazu diente, dass sie notwendige Kalorien zu sich nimmt. Ich ging zu den Mahlzeiten zu ihr und bedrängte sie, diese kleine Flasche (200 ml) auszutrinken.

Wenn meine Schwester bei ihr war und den Schnabelbecher zurückstellte, weil unsere Mutter nicht mehr weiter trinken wollte, nahm ich ihr den Becher aus der Hand. „Es nützt nichts! Da muss sie nun durch." erklärte ich meiner Schwester. Ich blieb sehr energisch und ließ keine Einwände gelten. Ich setzte alles daran, dass sie schnellstmöglich wieder nach Hause konnte. Meine Fürsorge war so extrem, dass ich nur darauf fixiert war.

Meine Schwestern ließen durchblicken, dass ich übertreibe. Doch das war mir egal. Ich wollte mit Gewalt durchsetzen, dass unsere Mutter es schafft. Ich hatte das Gefühl, dass wenn ich nicht so konsequent bin und sie es nicht schaffen würde, ich Schuld daran sein könnte. Ich kämpfte mit allen Mitteln darum, dass sie wieder zu Kräften kommt und nach Hause entlassen werden kann. Ich hatte das Gefühl, dass sie es nur schafft, wenn ich mich intensiv um sie kümmere. Meine Angst, sie zu verlieren, war enorm groß.

Sie erholte sich und wurde in die Kurzzeitpflege, in einem Seniorenheim in der Nähe ihrer Wohnung, verlegt. Dort blieb sie dann übergangslos, ohne wieder in ihr Haus zurückzukehren. Doch leider wurde sie nicht

wieder so gesund, wie vor dem Krankenhausaufenthalt. In dem Heim wurde sie, und wird
sie bis heute, gut versorgt. Ihr Lebensgefährte
besuchte sie täglich und nahm einige Mahlzeiten mit ihr ein.

Ich fühlte mich im Recht, obwohl ich merkte,
dass sich meine Schwestern mir gegenüber
seltsam verhalten hatten. Doch ich machte
weiter, egal was sie sagten. Schließlich ging es
um unsere Mutter. Wenn ich von etwas 100 %
überzeugt bin, dann setze ich alles daran es
durchzusetzen. Meine Mutter hat überlebt.
Vielleicht hat meine Hartnäckigkeit dazu bei-
getragen.

Es war für mich sehr schwer auszuhalten,
wenn sie sich geweigert hatte, etwas zu trin-

ken. Bei meinen Schwestern hatte ich mich durch mein Verhalten sehr unbeliebt gemacht. Nicht nur bei Ihnen. Auch auf der Station machte ich mich unbeliebt. Ich bemerkte, dass man mich nicht mehr ansprach. Im Nachhinein weiß ich, dass meine Mutter sich über mich beklagt hat. Wenn ich es früher gewusst hätte, dann hätte ich vielleicht schon eher verstanden.

Aber das schlimmste war, dass mir keiner gesagt hat, was los war. Es war wie Rätselraten. *Was mache ich falsch? Warum ignorieren mich die Anderen?* Damals hatte ich mein Verhalten nicht reflektiert. Ich hatte ein absolut falsches Selbstbild von mir. Diese Erfahrung zu machen tat verdammt weh. Inzwischen bin ich froh, dass ich es heute erkannt habe.

Durch Fehler lernt man! Am besten durch die, die richtig weh tun. Heute denke ich anders über die Situation. Ich bin nicht dazu befugt, jemandem zu etwas zu zwingen. Ich denke, meine älteste Schwester trägt mir bis heute nach, dass ich mich über alle hinweggesetzt habe und mich alleine für unsere Mutter verantwortlich fühlte.

Die zweite, sehr schmerzliche Lektion, wo mir endlich voll bewusst wurde, dass ich mich nicht in Entscheidungen anderer einmischen darf, erlitt ich, als meine zweitjüngste Schwester erneut Metastasen bekam.

Sie hatte 2014 Unterleibskrebs bekommen. Nach ihrer Operation, der Bestrahlung und Chemotherapie galt sie erstmals als geheilt. Sie selbst gab sich zwei Jahre, bis der Krebs zurückkehren würde. Sie hatte es im Gefühl. Und es kam letztendlich genau wie sie es gesagt hatte.

Anfang September 2016 rief sie mich an und erzählte, dass sie in ein paar Wochen einen Termin beim Gastroenterologen hat. Sie schildert mir ihre Beschwerden und ich sagte ihr, dass sie damit nicht solange warten darf, sondern zur Klinik fahren muss. Sie zögerte kurz, doch ich konnte sie überzeugen zu der Klinik, in der sie operiert wurde, hinzufahren.

Abends meldete sie sich bei mir und sagte, dass sie operiert werden muss. Außer mir wusste noch ihr ehemaliger Verlobter Bescheid. Dann hörte ich nichts mehr von ihr. Sie meldete sich nicht auf meine Nachricht. Ich schrieb ihrem Ex-Verlobten über Whats-App eine Nachricht, ob er Genaueres wüsste. Daraufhin rief meine Schwester mich an und erklärte mir, dass ich warten solle, bis sie sich erneut meldet. Sie erzählte mir von den Metastasen und dass sie über weitere Maßnahmen entscheiden müsse.

Auch bei ihr wurde ich übergriffig und sagte, dass ich der zweitältesten Schwester Bescheid geben würde. Die Verantwortung war mir zu groß. Sie war nicht froh und sagte daraufhin, sie würde dann die älteste Schwester informieren. Dieses Verhalten bereue ich heute zutiefst. Es lag nicht in meinem Ermessen, sondern ganz allein in ihrer Entscheidung. Eine Einmischung über ihre Entscheidung stand mir nicht zu. Ich hätte es akzeptieren sollen.

Im Jahr 1994 war unser Vater an den Folgen eines schweren Verkehrsunfalls gestorben. Er ist in Gardelegen verunfallt und später nach Hannover in die MHH verlegt worden. Zu der Zeit lebte meine zweite Schwester mit Ihrer Familie dort. Wir Geschwister und meine Mutter waren in dieser Zeit viel bei ihr. Als er dort auf der Intensivstation verstarb und nach Hause überführt wurde, haben wir uns zusammen viele Gedanken gemacht. Wie soll die Todesanzeige aussehen? Wer sollte eine

Trauerkarte bekommen? Ich weiß, wie froh ich darüber war, dass wir ein stückweit zusammen trauern konnten. Es war so eine Vertrautheit! Der Verlust meines Vaters fiel mir sehr schwer.

11.

Die Trennung

Mein Freund und ich kamen zwei Jahre vor meiner Erkrankung zusammen. Wir waren zur gleichen Zeit in einem Mehrfamilienhaus (Neubau) gezogen und lernten uns dadurch kennen. Ich wohnte genau unter ihm und wir saßen öfters auf meiner Terrasse. Wir überlegten zusammen in den Urlaub nach Portugal zu fliegen. Kurz vor Urlaubsende wurden wir ein Paar.

Ungefähr nach einem halben Jahr zog er zu mir. Wegen meiner Katze wollte ich im Erdgeschoss wohnen bleiben. Sie war nämlich keine Wohnungskatze und überwiegend draußen.

Ich war ein sehr aktiver Mensch. Durch meine Kollegin lernte ich Geocaching kennen und begeisterte meinen Freund auch dafür. Es wurde unser gemeinsames Hobby. Wir liebten es, bei schönem Wetter, kilometerweit, Fahrrad zu fahren.

Wir bauten gemeinsam einen Holzschuppen neben dem Haus auf. Das hat uns Spaß gemacht. Wir verbrachten viel Zeit mit meinen Freunden, da er dreizehn Jahre jünger war. In meinem Bekanntenkreis war dies ähnlich und es passte deshalb gut. Auch von meiner Familie wurde er gut aufgenommen. Ebenso war es, für mich, bei seiner Familie. Der Altersunterschied fiel meist überhaupt nicht auf, da ich oft jünger geschätzt wurde. Zu unserem Zweijährigen wollten wir Essen gehen, doch ich lag leider bereits im Krankenhaus.

Nach meinem Krankenhausaufenthalt war ich auf seine Hilfe angewiesen. Er übernahm viele Aufgaben. Er wischte die Küche, saugte die Wohnung, mähte den Rasen und erledigte vieles für mich.

Meine Tätigkeit beschränkte sich auf Einkaufen, Wäsche waschen und Kochen, was mir immer mehr Freude bereitete. Durch die täglichen Therapien (Ergotherapie, Krankengymnastik, Logopädie) war ich abends oft früh müde.

Wenn ich in der Woche Termine hatte und mein Partner arbeiten musste, haben seine Eltern oder gute Freunde mich zu den Terminen gefahren. Seine Mutter fuhr regelmäßig mit mir zur Psychologin, die die aufbauende

Gesprächstherapie von der Reha weiterführen sollte. Einmal sind wir anschließend zu Ikea gefahren und machten uns dort einen schönen Tag.

Ihren Mann konnte ich auch zu jeder Zeit fragen. Er half wo er konnte. Meine Kollegin und ihr Lebensgefährte, die im Krankenhaus viel für mich geregelt hatten, waren ebenso eine große Unterstützung. Als ich noch kein Auto hatte, war ich auf Hilfe angewiesen. Auch mein damaliger Jugendfreund half mir sehr, indem er mich nach Köln fuhr und mich aus Soltau abholte.

Die Unterstützung von meinem Freund war für mich selbstverständlich. Ich merkte nicht, dass ich immer forderte und keine Gegenleistung erbrachte. Es fiel mir schwer zu akzeptieren, dass ich nicht mehr so aktiv sein konnte. Alles, was ich gerne wollte, sollte er für mich erledigen. Ich nahm an, es würde ihm genauso gut gefallen wie mir.

Ich vergaß dabei, dass er den ganzen Tag gearbeitet hatte und abends seine Ruhephasen brauchte. Wenn wir beim Abendessen saßen, wollte ich reden. Leider hatte er nie gesagt, dass er den ganzen Tag genug geredet hatte. Nach dem Abendessen räumten wir gemeinsam ab und schalteten den Fernseher an.

Im Frühjahr/Sommer 2013 lud mein Freund einige Freunde zum Grillen ein. Ich fragte ihn, ob ich zum Essen dazu kommen dürfte. Nach dem Essen würde ich mich wieder zurückziehen. Er antwortete, dass das Treffen ohne Frauen stattfinden würde. Abends hatte ich mich dann bereits in ein Zimmer verzogen.

Als es klingelte, öffnete ich die Tür. Vor mir stand eine Frau, die zum Grillen kommen wollte. Ich zeigte ihr den Weg. Ich verstand die Welt nicht mehr. Schließlich fragte mich mein Freund, ob ich auch dazukommen wolle.

Ich schmollte und weigerte mich mitzuessen. Ich fühlte mich gezwungen mitzukommen. Inzwischen war ich so aufgebracht und enttäuscht, dass ich viel zu nervös war, um mitzugehen. In solchen Zuständen lief ich extrem unsicher. Mir wäre es außerdem peinlich gewesen, vor den anderen zu essen, da mein rechter Lippenschluss, durch die Gesichtslähmung, nicht richtig funktionierte.

Ab dann änderte sich vieles.

Ein- bis zweimal im Jahr fuhren wir ein verlängertes Wochenende in verschiedene Städte, um uns diese näher anzusehen. Meist suchten wir uns ein Hotel mit Sauna aus. Für unterwegs packte ich gerne eine Thermoskanne mit Kaffee ein und schmierte Brötchen für die Fahrt. Als er sah, dass ich die Thermoskanne vorbereitete, nahm er mir diese aus der Hand und sagte, dass wir uns „Coffee to go" am Rastplatz kaufen. Ich verstand ihn nicht.

Als ich wieder mehr Fähigkeiten bekam, forderte ich auch mehr von meinem Freund. Für die Terrasse bestellte ich mir ein Hochbeet. Ich begann es aufzubauen, doch durch meine Koordinationsprobleme brauchte ich seine Hilfe. So war es bei vielen Dingen. Eigentlich dachte ich, er würde sich freuen, dass ich wieder aktiver werde. Doch dies hieß auch, mehr Arbeit für ihn.

Während unseres Italienurlaubes war er wie immer sehr besorgt um mich. Nach dem Frühstück fuhr er mit dem Hotelfahrrad los und erkundigte Wege, auf denen wir am besten laufen konnten. Am Pool brachte er mich ins Becken und holte mich wieder heraus.

Im Hotel wurde Tischtennis angeboten. Ich schlug meinem Freund vor, sich dort anzumelden. Ich wollte, dass er etwas für sich unternimmt. Es machte ihm sehr viel Spaß.

Als wir wieder zuhause waren, meldete er sich zum Joggingkurs an. Zum Geocaching hatte er schon länger keine Lust mehr gehabt. Zwei bis drei Mal in der Woche ging er joggen. Wenn ich ihn mit dem Fahrrad begleiten wollte, lehnte er dieses ab.

Als ich für den Garten eine Bank kaufen wollte und ihn fragte, ob er mit mir zum Gartencenter fahren würde, erfand er Ausreden, um nicht mit zu müssen. Zuhause stritten wir sehr oft. Wenn ich bemerkte, dass es keinen Ausweg aus einer Diskussion gab, verließ ich das Zimmer. Das regte ihn sehr auf.

Seinen vierzigsten Geburtstag feierte er mit mir, meiner Schwester und seiner Familie. Am Wochenende lud er einige Arbeitskollegen und ein paar Freunde in ein kleines Restaurant ganz in unserer Nähe ein. Wir hatten uns zusammen die Lokalität angesehen und uns Informationen eingeholt. Mich wollte er nicht dabeihaben.

Es wurde immer schlimmer!

Ich sprach von einer Trennung oder einer Paartherapie, doch er wollte beides nicht. Mir war klar, dass es so nicht weitergehen könne. Wir konnten uns nicht unterhalten, ohne uns anzuschreien. Eigentlich wollte ich mir für einen längeren Zeitraum bei meiner Schwester in Leipzig einquartieren, doch sie war sehr beschäftigt.

Von unseren Streitigkeiten wussten nur meine engsten Freunde Bescheid. Im August 2017 fuhren seine Eltern für zwei Wochen nach Usedom. Ich fragte meinen Freund, ob er für diesen Zeitraum dort übernachten/wohnen könne. Etwas Abstand würde uns guttun! Jeder könne über unsere Beziehung nachdenken.

Anfangs sagte er nichts dazu. Später fragte er, ob er nicht doch bleiben könne. Aber ich sagte ihm, dass wir diese Gelegenheit nutzen sollten. Wir zogen es letztendlich durch. Als er das Haus verließ, bot er mir an, ihn zu besuchen. Ich blieb hart und meinte, dass es besser wäre, wenn wir in dieser Zeit keinen Kontakt hätten.

Trotz allem kam ein komisches Gefühl auf, als er ging. Am liebsten hätte ich „Bleib doch!" gesagt, aber ich wusste, dass es die richtige Entscheidung sein würde. Während der zwei Wochen vermisste ich ihn sehr. Am liebsten wäre ich zu ihm gefahren, aber mein Verstand entschied sich dagegen.

Nach der Auszeit war er wieder viel lieber zu mir, aber auch distanziert. Er kam abends spät nach Hause, ging gleich nach dem Abendessen ins Bett und umarmte mich nur noch selten. Er unternahm immer öfters etwas mit seinen Arbeitskollegen, was ich gar nicht von ihm kannte. Er war in unserer langjährigen Beziehung am Wochenende meistens zuhause.

Als er mit seiner Jogginggruppe im Trainingslager auf Mallorca war, überlegte ich, eine ausziehbare Couch zu kaufen. Ich dachte, dass uns eine räumliche Trennung guttun würde.

Im Frühjahr 2018 sagte er mir schließlich, dass er ausziehen würde. Er hätte in unserer Auszeit eine andere Frau näher kennengelernt und mochte sie sehr gerne. Er hätte nie was mit anderen Frauen angefangen. Ich sollte Schuld daran sein, weil er für zwei Wochen ausziehen sollte.

Er hatte sich zu diesem Zeitpunkt bereits um eine eigene Wohnung gekümmert. Er müsste noch renovieren, bevor er einziehen könne. Das er sich immer mehr zurückzog hatte ich ja bemerkt, doch ich hatte den Ernst der Lage damals nicht erkannt. Ich dachte immer, dass wir unsere Beziehung wieder in den Griff bekommen würden. Wir waren immerhin bereits 11 Jahre zusammen.

Für mich brach in dem Moment eine Welt zusammen. Ich versuchte ihn zu umarmen. Ich wusste nicht, wie ich weiterleben solle.

Er wehrte mich ab, ging in ein anderes Zimmer und machte die Tür hinter sich zu. Ich wollte ihm hinterherlaufen, aber er ließ mich nicht hinein. Ich hämmerte wie verrückt gegen die Tür und erkannte mich selbst nicht wieder. Nachdem ich mich beruhigt hatte, bot ich ihm an, bis zum Auszug noch in der Wohnung zu wohnen. Insgeheim hoffte ich, ihn umstimmen zu können.

Besonders schlimm fand ich es, dass er alles hinter meinem Rücken geplant hatte. Alle wussten Bescheid, sogar seine Familie. Ich erfuhr es als letzte. Das war ein mieses Gefühl. Vor allem wurde mir die Chance genommen, besser damit klarzukommen. Obwohl wir keine gute Beziehung mehr führten, wollte ich an ihr festhalten.

Ich habe ein dreiviertel Jahr gebraucht um mit seiner Entscheidung zurechtzukommen. Ständig hatte ich die positiven Gedanken im

Kopf und dachte an schöne Momente in unserer Beziehung. Das erste Jahr nach der Trennung bot er mir an, meinen Rasen zu mähen. Dadurch sahen wir uns noch öfters.

Ob eine Beziehung mit der anderen Frau zustande gekommen ist, hat er mir nicht erzählt. Wenn ich ihn gefragt hatte, kamen meist schwammige Antworten. Ich fing an, mir meine quälenden Gedanken aufzuschreiben, um endlich loslassen zu können. Ich wollte Antworten finden.

12.

Beziehungsfehler, die ich heute anders machen würde

Im Rückblick auf unsere Beziehung sind mir viele Fehler, die wir gemacht haben, aufgefallen. Wir haben es versäumt, uns einen gemeinsamen Freundeskreis aufzubauen. Wichtig ist auch, sich gegenseitig den Rücken zu stärken. Es sollten keine emotionalen Erpressungen, wie wegrennen oder schmollen, zugelassen werden. Auch aggressives Verhalten muss vermieden werden.

Außerdem ist es sehr wichtig, Probleme anzusprechen. Man sollte sich immer einigen, sei es ein Kompromiss oder sonstiges. Ganz wichtig ist es, sich über die verschiedenen Ansichten zu unterhalten. In solchen Situationen zuzuhören ist eine Art der Wertschätzung. Man sollte nicht ändern, sondern akzeptieren.

Es sollte auf die Bedürfnisse des Gegenübers eingegangen werden. Vorwürfe und Schuldzuweisungen sollten vermieden werden. Und fühlt man sich doch verletzt, dann ist es wichtig, das Problem anzusprechen. Jeder sollte die Chance bekommen, sein Verhalten zum Positiven ändern zu können. Man sollte gemeinsam für eine Beziehung kämpfen. Beide müssen sich in der Beziehung wohl fühlen. Eine Beziehung ist ein Geben und ein Nehmen.

13.

Welche Konflikte kommen ohne Partner auf mich zu?

Jeden Mittwochabend müssen die schweren Müllbeutel zur Straße gebracht werden. Ich transportiere sie auf meinem Rollator.

Beim Einkaufen von schweren Gegenständen wie Blumenerde oder Katzenstreu, habe ich mir einen zusammenklappbaren Trolley gekauft. Mit ihm klappt der Transport vom Auto zur Wohnung ganz gut.

In der Wohnung und im Garten fallen Arbeiten an, die ich nicht alleine schaffe. Die Fenster und Terrassentüren sind sehr hoch, dass eine Leiter gebraucht wird. Dabei benötige ich Hilfe. Bei einigen Tätigkeiten, wie dem Zusammenlegen von Bettwäsche, hilft mir meine Ergotherapeutin.

Früher hatte ich die Sicherheit, meinen Lebensgefährten oder seine Familie zu erreichen, wenn etwas passieren würde. Diese Gewissheit habe ich inzwischen nicht mehr.

Von Unwetter sind wir in meiner Heimat größtenteils verschont geblieben. Doch wenn es mal zu einem Sturmschaden kommen würde, müsste ich das Problem selbständig lösen.

Es fehlen die schönen Unternehmungen, die wir gemeinsam unternommen haben. Oft sind wir am Wochenende nach Bad Nieuweschanz gefahren, um dort eine Kleinigkeit zu Essen und anschließend ins Solebad zu gehen.

Wenn Tag der offenen Tür im „Tiergnadenhof" war, haben wir diesen zusammen besucht.

Auch regelmäßige Besuche bei Ikea gehörten zu unseren Aktivitäten.

Mir fehlt es, in den Arm genommen zu werden, sich geborgen und verstanden zu fühlen. Es ist keiner da, der einen vermisst.

Bei Neuanschaffungen achte ich darauf, dass gewisse Artikel, wie Bettwäsche und Schuhe einen Reißverschluss haben, um mir das Öffnen und Schließen zu erleichtern.

Mein Staubsaugerroboter erleichtert mir ebenfalls den Alltag.

Unterwegs achte ich darauf unebene Weg-
strecken und Treppen ohne Handlauf zu vermeiden. Falls dies nicht möglich ist, bitte ich
um Hilfe.

Kleineren oder größere Menschengruppen
meide ich mittlerweile, da ich bei einer großen Geräuschkulisse Gesprochenes nicht gut
filtern kann.

Ich muss immer darauf achten, dass ich zumindest einen Handstock dabeihabe.

14.

Meine Lösung

trotz Behinderung aus der

Isolation herauszukommen

Früher habe ich nie auf die Anzeichen meines Körpers gehört. Heutzutage zwingt er mich dazu. Bei Stress, Anstrengung und Überforderung merke ich vermehrte Koordinationsstörungen und muss öfters eine Pause einlegen.

Bei einem Zahnarztbesuch ergab sich bei der Betäubung ein Problem. Ich konnte nicht mehr schlucken, da beide unteren Teile der Gesichtshälften gelähmt waren. Ich bekam Panik und die Zahnärztin brach die Behandlung ab. Ich konnte für zwei Stunden nur schlucken, wenn ich aufrecht saß. Ich hatte mich in meine Angst hineingesteigert.

Beim nächsten Zahnarztbesuch habe ich mich erkundigt, ob und wie man das Problem lösen könne. Mir wurde erklärt, dass man auch nur den betroffenen Zahn betäuben könne. Die Betäubung hält nur kurz an und die Behandlung muss schnell erfolgen. Ich war sehr erleichtert, dass es diese Möglichkeit gibt.

Ich entdeckte das Kochen für mich. Da ich mehr Zeit hatte, lernte ich mit frischen Zutaten gesunde Mahlzeiten zu kochen. Zwar kann ich keine mehrgängigen Menüs zaubern, doch es gibt sehr leckere einfache Rezepte, die ich mir gerne zubereite.

Meine Wohnung liegt glücklicherweise ebenerdig und kann behindertengerecht ausgestattet werden, was in der Dusche bereits erfolgte.

Das Mehrfamilienhaus, indem ich wohne, liegt sehr zentral. Mit meinem Rollator kann ich vieles (Supermärkte, Post, Bank, Blumen- und Buchladen) bequem erreichen. Auch ein Restaurant, ein Steuerberater und mein Zahnarzt sind in wenigen Minuten erreichbar.

Bei Veranstaltungen wie Kino, Theater oder Lesungen verabrede ich mich mit Freunden. Wenn ich erstmals zu solchen Veranstaltungen ging, half mir eine Freundin dabei, mich besser zurechtzufinden. Ich fühlte mich dadurch sicherer, da ich zu viele neue Eindrücke nicht gut verarbeiten kann. Wenn ich mich besser auskannte, traute ich es mir durchaus alleine zu.

Wenn ich mit dem Zug fahren möchte, informiere ich rechtzeitig die Bahnhofsmission. Dort wird mir beim Ein- und Aussteigen sowie beim Umsteigen geholfen.

Bei kleineren Fahrten lege ich die Strecke mit meinem Auto zurück. Das Autofahren gab mir viel Freiheit. Es war wichtig, dass ich diesen Schritt gewagt habe und mich für erneute Fahrstunden entschieden habe.

Im Kino habe ich vor kurzem erfahren, dass sie im hinteren Bereich einen kleinen Aufzug haben, mit dem die oberen Säle zu erreichen sind.

Seit Ende 2010 gehe ich zu einer Selbsthilfegruppe. Hier treffen sich Betroffene und Angehörige, die eine Sprachstörung nach einem Schlaganfall, einer Schädel-Hirnverletzung oder einem Tumor haben.

Wir treffen uns einmal im Monat. Hier bin ich unter Gleichgesinnten. Wir sind ungefähr 20 Mitgliedern zwischen 25 und 70 Jahren. Jeden vierten Montag im Monat treffen wir uns im Begegnungshaus. Hier können wir uns austauschen, Rat holen oder auch nur in gemütlicher Runde beim Tee zusammensitzen. Oft teilen wir uns auf.

Die Angehörigen und die Gruppenleiterin setzen sich in einen Nebenraum, um sich auszutauschen und die Betroffenen und eine Logopädin (Sprachtherapeutin) bleiben in dem Raum zurück und es werden Spiele gespielt, die das Gedächtnis oder die Aussprache fördern. Im Januar besprechen wir, wie wir die Montage nutzen wollen.

Fürs ganze Jahr werden Vorschläge gesammelt. Es wird entschieden, welche Vorträge wir hören wollen, wo wir Eis essen gehen oder wann wir zusammen Grillen. Auch Besichtigungen von einem Museumsdorf oder Spielen auf einem Minigolfplatz haben wir in den letzten Jahren gemeinsam unternommen. Ende November freuen wir uns jedes Jahr auf ein gemeinsames Adventsessen. Jedes Jahr findet ein Sommerfest und eine Weihnachtsfeier mit anderen Selbsthilfegruppen aus den umliegenden Städten statt.

Seit einigen Jahren bin ich ehrenamtlich tätig geworden. Jeden Mittwoch, außer an Feiertagen, findet im Gemeindehaus der großen Kirche ein „Frühstück für Jedermann" von 9.30 – 11.00 Uhr statt. Vier ehrenamtliche Mitarbeiter treffen sich morgens um 8.30 Uhr und bereiten ein Buffet vor. Wenn wir Zeit haben, setzen wir uns zum Frühstücken dazu. Jedes halbe Jahr trifft sich das gesamte Team und bespricht den Einsatzplan.

15.

Was will ich aus meinem Leben noch machen

In erster Linie möchte ich das Leben wieder mehr genießen und mich an schönen Momenten erfreuen.

Dazu gehört auch, dass ich im Sommer meine Terrasse und meinen Garten mehr nutzen möchte. Da an mein Grundstück ein kleiner Privatwald grenzt, habe ich einen sehr schönen Blick darauf und kann unzählige Vogelarten beobachten. Im Winter kommen die Vögel alle zu meinem Futterhäuschen auf der Terrasse. Sogar ein Eichhörnchenpaar holt sich täglich seine Nüsse ab. Im Sommer habe ich öfters ein oder mehrere Entenpärchen im Garten. Hinter dem Wald verläuft ein kleiner Bach. Im Sommer findet auf dem Grundstück eine Froschwanderung statt.

In der Stadt, in der ich lebe, befinden sich einige kleine Parks, die sehr unterschiedlich und schön angelegt sind. Es werden mehrmals im Jahr Events angeboten.

In nur dreißig Minuten mit dem Zug oder dem Auto, befindet sich ein Kurort. Der Park ist sehr groß und befindet sich am Wasser. Mit einem Schiff gibt es die Möglichkeit, zu einer anderen Anlegestelle zu fahren. Viele Geschäfte haben dort auch Sonntags geöffnet.

Seit meiner Erkrankung schenkten eine Freundin von mir und ich uns gegenseitig zum Geburtstag einen organisierten Tag, was bedeutet, dass jeder für den Anderen einen gemeinsamen Tag plant. Da sie in der Nähe der niederländischen Grenze wohnt, fahren wir von ihr aus dorthin. Wir wissen nicht was der andere plant, denn es soll eine Überraschung sein.

Ich plane meist etwas in meiner Nähe. Allerdings muss je nach Wetterlage ein Plan-B her. Manchmal picknickten wir an einem ruhigen schönen Ort, gingen Schoppen oder über einen Flohmarkt. An dem Tag lassen wir es uns gut gehen und schließen den Abend meistens mit einem chinesischen Essen ab.

Mit einer anderen Freundin habe ich letztes Jahr ein Wochenende in einer anderen Stadt verbracht. Wir sind dort abends angereist und hatten eine Übernachtung im Hotel. Abends waren wir in der Stadt essen und am nächsten Morgen, gleich nach dem Frühstück, erkundeten wir die Gegend. Unser Hotel war sehr zentral gelegen, direkt an der Fußgängerzone. Zu den Sehenswürdigkeiten waren die Wege kurz. Es hat uns sehr gut gefallen, sodass wir es wiederholen wollen.

Seit ungefähr zweieinhalb Jahren beschäftige ich mich mit gesunder Ernährung, da ich immer wieder unter einer Allergie im Gesicht litt. Durch einen Ernährungsberater und einer Heilpraktikerin habe ich viele Informationen erhalten. Ich habe mir einige Bücher, die sich mit diesem Thema beschäftigen, zugelegt. Morgens schmeckt mir ein grüner Smoothie sehr gut. Ebenso backe ich regelmäßig eigenes Brot und pflanze frische Kräuter in meinem Hochbeet.

Momentan ziehe ich selbst Sprossen. Ich möchte mein Wissen erweitern und Erkenntnisse sammeln.

In der Schule habe ich mich wenig für Geschichte interessiert. Das bereue ich heutzutage und möchte dies unbedingt nachholen, schließlich kann man sich heutzutage viele Informationen über sämtliche Medien einholen.

Auch interessiere ich mich für Biographien. Außerdem besuchte ich über einem Jahr eine Onlineschule zur Persönlichkeitsentwicklung. Ich war fasziniert und möchte meine Erkenntnisse daraus vertiefen.

Meine Wohnung möchte ich gerne nach dem Fengshui-Prinzip einrichten. Vor kurzem, als ich entrümpelt habe, ist mir ein Buch darüber in die Hände gefallen.

Um nicht mehr alleine zu wohnen, habe ich schon mal daran gedacht, dass ich ein kleines möbliertes Zimmer an jemand vermieten könnte. Vielleicht an eine Auszubildende oder eine Praktikantin, die eine günstige Unterkunft sucht.

In meiner Wohnung lebt mit mir meine fast vierzehnjährige Katze. Für ihr Alter ist sie noch sehr fit. Wenn sie irgendwann nicht mehr leben sollte, würde ich mir gerne einen älteren Hund aus dem Tierheim zulegen. Älter, weil ich keine größeren Spaziergänge laufen kann.

Er hätte einen kleinen Auslauf im Garten und ich könnte mich gut um ihn kümmern, da ich meistens zuhause bin.

16.

Was ich zum Schluss
noch erwähnen möchte

Ich habe die Hoffnung nie aufgegeben und meine enorme Willenskraft hat mir geholfen weiterzukämpfen. Nach jeder Niederlage habe ich mir neue Wege gesucht. Andere hatten mehr Vertrauen in mich, als ich selbst.

Wichtig finde ich das Unabänderliche anzunehmen und damit Frieden zu schließen. Ich bin durch meine Probleme gewachsen. Trotz einem langen Leidensdruck habe ich meinen Kampfgeist behalten. Das Leben besteht aus Höhen und aus Tiefen.

Menschen denken sehr unterschiedlich. Es wird immer Menschen geben, die einen ablehnen und immer Menschen, die einen mögen. Du musst dir selbst vertrauen und dich nicht negativ von anderen Menschen beeinflussen lassen.

Wichtig ist es, die kleinen Dinge des Lebens zu erkennen und zu schätzen.

Ich schaue wieder positiv in die Zukunft und ärgere mich nicht mehr über Kleinigkeiten.

Einige Personen und Orte wurden geändert.

Dass dieses Buch entstanden ist, verdanke ich Nikolaj Günter. Vor drei Jahren wurde ich Mitglied in seiner Onlineschule „Boot Camp für Persönlichkeitsentwicklung". Durch ihn habe ich gelernt bewusster auf mein Leben zu schauen.

Annette Haenelt,

geb. 1962 in Emden (Ostfriesland)

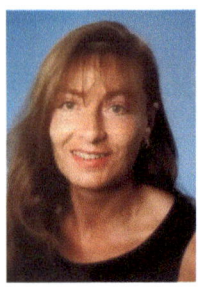 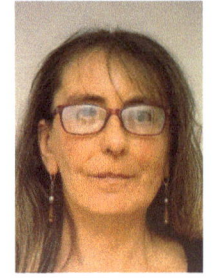

2003   2019

lebte mit ihren Eltern und Geschwistern einige Jahre in Kassel, bevor sie in Leer (Ostfriesland) eingeschult wurde. Ihre Kindheit verbrachte sie in Ihrhove, wo sie später auch eine Ausbildung als Tierarzthelferin begann, welche sie jedoch nach einem halben Jahr wieder abbrach.

Über den zweiten Bildungsweg holte sie ihren Realschulabschluss nach und schloss anschließend erfolgreich eine Ausbildung zur Bürokauffrau ab. Danach arbeitete sie als ABM-Kraft in der Diakoniestation in Ihrhove.

1985 begann sie eine Umschulung zur Krankenschwester und arbeitete anschließend in der Uni-Klinik in Münster. Aus privaten Gründen kehrte sie nach Leer zurück.

Bis zu ihrer Erkrankung arbeitete sie im Kreiskrankenhaus auf der Intensivstation. In Emden schloss sie zusätzlich eine Weiterbildung zur „Fachkrankenschwester in der Intensivpflege" ab.